病気がどんどんよくなる「腸のお掃除」のやり方

「食べる水素」で腸をキレイに保つ

医学博士
吉村尚美

ナショナル出版

はじめに

私はこれまで内科医として、様々な病気を患った方々を診察してきました。その病気はまさに千差万別。人にはそれぞれ個性があり、それぞれの遺伝子があり、それぞれの生活習慣があって、その上に起こってしまう病ですから、病気はその人特有のもの、だから千差万別なのです。

その人それぞれの病を治すことを真剣に考えると、私が医者としてやるべきことは病気を治すだけでなく、その人の病気の原因を発見し、その人にも真剣に健康を考えてもらい、その人を健康体に変えていきながら、病気にならない体作りを目指していくまで、まさに、その人それぞれの千差万別の健康へのアプローチをお手伝いすることであると思っています。

私には、医者の不養生で乳がんになった経験があります。でもそれは医者として貴重な経験となりました。自分の生活習慣を見直し、様々な療法を試みながら、私はヒトの体のメカニズムの精巧さや自然治癒力のすごさを実感しました。自分の体は自分が食べたものから作られるのだという単純なこと、でもそこには、正しく消化吸収され、食べ物が薬のように体の悪い部分を治していく、その当たり前のことをおろそかにしては、どんな治療も効果は半減するのだということを実感したのです。

　腸は栄養を吸収するところです。腸がキレイだと、少ない食事でも良い栄養をからだ全体に送り込むことができます。きれいな血液が流れ、細胞1つひとつが生まれ変わるので、病気も治り、肌も美しくなります。

　アメリカのある生理学者は「腸にも脳のような機能がある」と言っています。確かに、脳からの指令がなくても腸は最良の仕事をしてくれていますし、逆に脳が必要としている栄養を作って送り出してもいます。脳にとって大切なハッピーホルモンといわれるセロトニンの95％は腸で作られていて、このハッピーホルモンが多く分泌されていれば精神は安定し幸福な気持ちになるのですが、足りなくなるとうつになったりします。

　腸の働きは肉体のみならず心の状態にも及び、私たちの命と健康を支えているのです。

そんな頼もしい腸を、われわれはきちんと理解し、大切にしているでしょうか。

残念ながら答はノーかもしれませんね。

おそらくほとんどの人は腸の本当にすごい働きをご存じないし、大切にすべきだとも思っていないのではないでしょうか。残念なことです。

今日、現代人の腸は、危機的状況にあると言ってもいいでしょう。

栄養バランスの悪い食事、ストレス、睡眠不足、過労、運動不足。そして化学物質に汚染された大気、食べ物など、現代人をとりまく環境は悪化の一途をたどっています。

さすがの腸も疲れ、機能が低下し、見た目も汚れてきます。

腸内には大量の活性酸素が発生し、免疫機能が低下し、腸内細菌も悪玉菌優位に傾いていきます。活性酸素は今、生活習慣病などたくさんの病気の原因であり、シワやシミ、薄毛、脱毛など老化の原因であることがわかってきました。ですので、腸で発生する活性酸素の害をいかに減らすかは、病気予防や回復、若さの維持にとって何より大切なのです。

腸の状態をきれいに保つ。

逆にいうと、これさえできれば病気は治り、若々しくなれるのです。

本書では「第二の脳」とも言われる腸そのものを徹底的に追求し、腸と病気や老化の関連、腸をきれいに保つ実践的な方法、健康効果について、具体的な試験・研究データを交えながらわかりやすく解説しています。

本書をお読みになってぜひ「腸をきれいに保つ」習慣を身につけてください。そしてあなたの末永い健康のお役に立てるのであれば、医師としてこれ以上の喜びはありません。

医学博士／クリニック真健庵院長　吉村尚美

はじめに　2

第1章　腸がきれいな人はなぜ病気にならず、いつまでも若々しいのか

なぜあの人はいつまでも若々しく健康なのか　18
きれいな腸、汚い腸は何を表しているのか　19
腸がきれいだと全身が健康できれいになる　21
万病のもとを断つために　23
「食べる水素」で全身の活性酸素を除去　25
腸は心身の健康全てに関わるスーパー組織　26
独自の判断で活動。小腸は「第2の脳」　28
小腸は生物最古の脳である　29
消化吸収の主役は小腸　31
危険なものは見逃さない。腸管は人体最大の免疫器官　33
小腸が脳に指令を送る「吐き出させろ」のメカニズム　35
腸管は人体最大の免疫システム　37

強力な防衛体制パイエル板とは 38
大腸が健康なら心身の不調の7割は解決する 40
大腸にいる100兆個の腸内細菌 42
悪玉菌がまき散らす活性酸素が大腸がんを招く 43
善玉菌が喜ぶ腸まで届く理想の食事 45
悪玉菌も時に大活躍をする 46
不良学生がいる学園の方がいい 48
医療に活用が進む。難病治療にも腸内細菌 49
幸せホルモン「セロトニン」も腸で用意されている 50
シワを改善し若返りをはたす腸内細菌 51

第2章 難病、老化の元凶「腸の汚れ」を放っておくとこんなに怖い

食べ物で腸の働きはまったく違う 56
動物性の脂肪やたんぱく質は悪玉菌の大好物 57
クサいおならは有毒ガス？ 59

動物性の脂肪、たんぱく質は活性酸素発生のもと　60
現代人の偏った食事が腸内環境を悪化させている　62
腸で大量の活性酸素が発生している　63
活性酸素にも種類がある　65
活性酸素とがんの関係　68
現代人の腸は発がん物質まみれになりやすい　69
大腸がんは食物繊維不足と便秘が原因　71
乳がんは食生活と活性酸素が大きな原因　73
抗がん剤を拒否し自己治癒力で再発を防止　74
食べ物が血となり肉となり、薬となる　76
腸内細菌のバランスが狂うとインスリンの効きが悪くなる　77
高脂肪食がすい臓のB細胞を壊している？　79
脳梗塞、心筋梗塞も腸の汚れから生まれる　80
脳の健康は腸が守っている　82
腸内細菌のバランスが認知症の発症にも改善にも関わっている　84
アルツハイマー病の治療薬として研究されていること　86
アレルギー疾患を引き起こすのは腸内細菌のバランスの乱れ　88

抗生物質は腸内細菌を殺しているかもしれない　89
「活性酸素が引き起こす炎症」を止めるには　91
腸をきれいにして若さを保つ　92

第3章　活性酸素を退治すれば腸はみるみるきれいになる

腸内環境を改善する食事　96
善玉菌の好物・食物繊維／善玉菌優位にする発酵食品
悪玉菌を増やす食品をできるだけ避ける　99
活性酸素を発生させる食品、嗜好品を避ける　101
活性酸素を除去する体内外の抗酸化物質　102
体内の抗酸化物質の減少を補う植物性抗酸化物質　104
できるだけ無農薬、無化学肥料などの有機食品を選ぶ　105
不足分はサプリメントで補う　106
抗酸化効果の高い水素　109
活性酸素による「酸化」と水素による「還元」　111
よい活性酸素？　悪い活性酸素？　112

ヒドロキシルラジカルの悪行三昧 115
最強の抗酸化物質・水素 117
腸の活性酸素を除去すべき理由 119
ヒドロキシルラジカルの弱点を突く！ 120

第4章 ヒドロキシルラジカルを「食べる水素」が消去する

水素には4つの力がある 124
① ヒドロキシルラジカルを無害にする
② 非常に小さいのでどんなところへも入っていける
③ 水にも油にも溶ける
④ 体のすみずみに届く
すぐ気化してしまう水素 127
「食べる水素」は気化しない 129
サンゴが水素を吸着 130
豊富なミネラルが腸内をきれいにする 131

腸をきれいにして、がんなど生活習慣病のリスクを下げる　132
がん治療の副作用を軽減する　133
水素は糖尿病の発症と合併症を防ぐ　134
アルツハイマー病・脳神経の破壊を防ぐ可能性　136
パーキンソン病の改善効果が報告されている　137
老化の原因は紫外線で発生する活性酸素・一重項酸素　138
落ちない日焼けがシミになる　140
薄毛、脱毛の影に活性酸素　142
白内障も原因は紫外線による活性酸素のなせるわざ　143
患部と腸の両方から活性酸素を消去する水素　144

第5章　科学的に立証された水素焼成サンゴ末の抗酸化力

水素焼成サンゴ末が他と違う5つのポイント　148
①抜群の抗酸化力
②ヒトへの臨床試験が行われている
③確認されている安全性
④水素に関する研究論文が信頼できる専門誌に発表されていること

⑤ 医療機関で使用され、効果を認められていること

① 抜群の抗酸化力　152
水素焼成サンゴ末の酸化還元電位測定結果
40時間以上にわたる継続した水素の発生を確認
水素焼成サンゴ末の酸化還元電位（ＯＲＰ）の継時変化
水素焼成サンゴ末の抗酸化力の比較

② ヒトに対する臨床試験　156
水素焼成サンゴ末のモニターによる臨床評価

③ 確認されている安全性　158

④ 研究論文からわかること　160
◎水素は脂質代謝を改善する（セルライト防御効果）
◎水素は皮膚深部へ浸透して活性酸素を消去する
◎加齢臭　類縁体2，4－ノナジエナールによる組織障害に対する水素の防御効果
◎水素による皮膚角栓クレンジング効果
◎水素水による血流促進効果

第6章　老けない人は腸キレイ【症例集】

症例1　3時間しか寝られない私が、今は夜眠くてたまりません。　168
症例2　胆石、便秘、貧血、コレステロールも高かった。全て解消し、私も子供も寝起きバッチリに。　169
症例3　立ち仕事が多く、足のむくみ、便秘がひどかった。肩こりや疲労も解消し、お肌の調子も回復した。　172
症例4　アレルギー体質が改善し、肋骨にひびが入るほどのぜんそくも湿疹も解消。　174
症例5　「やせたね」と言われるとうれしい。むくみがとれて体重が3キロ減りました。　176
症例6　3か月で髪の毛が生えてきた！目覚めて頭がスッキリ、パワー全開です。　178
症例7　乾燥肌がいまではツルんです。　179
症例8　体調がよくなり若返った気分。糖尿病も改善しています。　181

症例9　今は化粧直し、いらずです。
2週間出ないひどい便秘が解消、乾燥肌も治った。　182
症例10　血圧170→140。体重も4キロ減りました。　184
症例11　「乾燥肌」が「しっとり潤い肌」に。
ぐっすり眠れて、朝はすっきり起きられます。　186
症例12　ニキビ、乾燥肌を克服。便秘もむくみも解消。
やせて「きれいになったね」と言われるのがうれしい。　187
症例13　ほどよい安眠と目覚めスッキリ。
父娘ともに疲れにくくなった。　190
症例14　一生治らないと言われたヘルペスが治まった。
白髪も減り「若返ったね」と言われる。　191
症例15　1年後、前立腺がんがなくなった。　193

第7章 健康と美容を守る・作る水素焼成サンゴ末Q＆A

Q1▼水素という元素が、なぜ健康や美容に役立つのですか。 196
Q2▼活性酸素とは何ですか。 197
Q3▼活性酸素は酸素が少しかたちを変えただけなのに、なぜ健康上問題なのですか。何か病気の原因になっているのですか。 198
Q4▼活性酸素には色々なものがあり、役にたつものもあるのではないですか。 199
Q5▼活性酸素はどこで発生しているのですか。 200
Q6▼ヒドロキシルラジカルとはどのような活性酸素ですか。 201
Q7▼活性酸素は老化に関わっているのですか。 202
Q8▼ヒドロキシルラジカルのような悪質な活性酸素を消去することはできますか。 203
Q9▼腸で活性酸素が大量に発生しているのはなぜですか。 204
Q10▼活性酸素はがんを発生させているのですか。 205
Q11▼水素焼成サンゴ末とは何ですか。 205

Q12▼水素焼成サンゴ末は、他の水素サプリメントとどう違うのですか。 206
Q13▼なぜサンゴが使われているのですか。
そんな石のようなものを飲み込んで大丈夫なのですか。 207
Q14▼水素焼成サンゴ末は糖尿病に効果がありますか。 208
Q15▼水素焼成サンゴ末は、乾燥肌やシミ、シワなどに効果はありますか。 209
Q16▼水素焼成サンゴ末は脱毛や薄毛、白髪などに効果はありますか。 209
Q17▼持病があって薬を飲んでいます。
水素焼成サンゴ末を一緒に飲んでも大丈夫でしょうか。 210
おわりに 211

第1章

腸がきれいな人は
なぜ病気にならず、
いつまでも若々しいのか

なぜあの人はいつまでも若々しく健康なのか

例えば友人、知人の中に「同じ年なのに、なぜあの人はあんなに若々しいのか」と思う人はいないでしょうか。

女性ならメリハリのあるスタイルで余計な贅肉がなく、シワもシミも少ない。顔色もよく、病気知らずで、いつもはつらつとしている。男性ならばメタボとは無縁の筋肉質で、髪の毛はフサフサ、パワフルにスポーツや趣味を楽しんでいる人。

十代、二十代の頃にはそんなことは考えもしません。しかし四十代、五十代、いわゆる中高年の域に達すると、その年齢より若々しい人が目立ってきます。実年齢より5歳、10歳、あるいはそれ以上に若く見える人もいます(逆に実年齢よりずっと老けて見える人もいます)。

なぜなのでしょうか?

体質? 遺伝? 毎日のケア?

それもあるでしょう。若く見える顔立ち、白髪にならない性質《たち》、日焼けしないよう気をつけて高級化粧品でしっかりケア。それも確かに若々しさの理由でしょう。

しかし外見だけの美貌ははかないものです。万一病気にでもなったら、表面的な美しさは剥がれ落ち、病んだ肉体が露呈します。たちどころに実年齢よりずっと老けた姿になってしまうでしょう。

実年齢より本当に若々しい人は、基本的に健康です。健康だから顔色がよく、はつらつとしてシワもシミも少なく、ムダな贅肉もついていないのです。必要な筋肉がしっかりついていて適度な運動をしていれば、腰痛にもなりにくく、かろやかに動くことができます。

では、「健康で若々しい人」は、なぜそうなのでしょう。なぜ病気にもならず、実年齢よりはるかに若くいられるのでしょう。

きれいな腸、汚い腸は何を表しているのか

最近の研究で、健康と若々しさのヒミツは「腸」にある、ということがわかってきま

した。

本章では、現在、免疫や病気、若さと老化などと深い関係のあるとして注目されている「腸」について紹介していきましょう。

私のクリニックでは腸内洗浄（コロンハイドロセラピー）という治療を行っています。完全に出きらずに腸内に残留する宿便や腸壁のはがれた上皮などの老廃物、悪玉菌、死んだ細胞を、日本初の水素の入った温水（ろ過済み）で自動で洗い流します。薬品はいっさい使用していません。

こわがる人が多いのですが、全く痛みはなく、臭いもありません。

内視鏡で腸内を見ると、健康に問題を抱える患者さんの腸壁は、あまりきれいとは言えません。排泄しきれなかった便が残っている場合もあります。粘膜の色もムラがあり、赤っぽいところや黒っぽいところがあり、ツヤもありません。そして腸壁全体が硬くなっているのがわかります。

この状態を放置すると、やはりポリープや大腸がん等の腸の病気になってしまう状態です。既にそうなっている人もいます。

実際に日本人の大腸がんの患者は増加しています。今日がんで亡くなる日本人のうち、大腸がんは男性では3位、女性では1位です。その原因は、戦後急速に欧米化した食事にあるとされています。戦前までは少なかった肉食や乳製品、脂肪の摂取が増えたためであると考えられています。

腸がきれいだと全身が健康できれいになる

腸内を洗浄すると、腸のあちこちに残る便やこびりついたアカのような老廃物がなくなり、さっぱりときれいになります。便秘が改善され、にきびや吹き出物が治まり、お肌もきれいになります。

つまり健康な方の腸はとてもきれいで、そうでない人の腸はやはり汚れているということ。これは単に腸の見た目の問題だけではなく、健康であることが腸の様子でもわかるということです。

腸がきれいだということは、食事内容が正しいということであり、食べ物がきれいに消化吸収され、不用なものは残らず排泄されているということです。吸収されたものもスムーズに体内で活用され、血液に乗って全身の細胞に届けられます。血液の状態もいいので動脈硬化も予防、あるいは改善され、心臓への負担も軽減されます。全身の細胞に届けられる栄養成分がきれいであれば、細胞の状態もよくなり、新陳代謝もスムーズです。全身の健康状態が向上するということです。

このように腸という組織は、その人の全身の健康にそのままつながっているのです。ところで腸内洗浄について、腸内細菌も一緒に洗い流してしまうのではないか、と心配される方がおられます。今とても注目されている腸内細菌のことです。

確かに多少は腸内細菌も流してしまうと言えるでしょう。

ただし腸内洗浄は、もともと腸の健康状態がよい人が行うものではなく、便秘気味の人や全身の健康状態に様々なトラブルを抱えている人が行うものです。腸内は、どちらかといえば汚れており、悪玉菌優位になっていると思われます。

そうした人が腸内洗浄を行うと、まず悪玉菌が減ります。善玉菌も減るかもしれませんが、それ以上に有害な悪玉菌を取り除くことができます。施術が刺激となって便秘が改善し、自力で排便できるようになることが多いです。爽快感があり、体調がよくなります。施術後、善玉菌を育てるサプリメントも処方するので、腸内細菌のバランスを整える効果があると思います。

また洗浄といってもそれほど激しい水流で行うものではないので、心配するほど腸内細菌を除去することはないことをお断りしておきましょう。

万病のもとを断つために

以前は腸内洗浄に使用するのは、殺菌済みの温水でした。薬剤を一切加えない体温ほどに温めたお湯です。

しかし腸という臓器は、毎日様々な食物を処理する臓器です。若く健康な人なら滞留便もなくきれいなものですが、便秘やストレスで健康に問題のある人の腸は、前述のとおり汚れ、自浄作用も低下しています。食品、薬品、ストレス、生活習慣などで汚れた腸では、大量の活性酸素が発生しています。

ご存じのとおり、活性酸素は万病のもとです。現代人の生活習慣病の多くは活性酸素が引き金になっています。

腸にこびりついた滞留便や古くなってはがれた皮膚、死んだ細胞などから発生した老廃物や有毒物質は、腸に留まるだけでなく、腸壁から吸収され血液にのって全身を巡ることになります。こうした有毒物質はさらに活性酸素をまき散らしながら、肌荒れやニキビ、湿疹、動脈硬化、アレルギーなどを引き起こします。

私は、こうした腸内の活性酸素を処理するために、洗浄液に水素を入れてみました。後に詳しく述べますが、水素という物質は活性酸素を除去するために非常に強力な作用を持っています。水素は、不安定な電子を抱える活性酸素と結びついて、全く無害な状態に変えてしまいます。後にできるのはただの水だけです。

水素自体、人体には全く無害で安全安心な物質ですので、体内に入れることに何の問題もありません。

水素入りの水を使うことで、腸内洗浄はいっそう効果が上がりました。水素は腸内の物理的な汚れだけでなく、目に見えない有害物質をも除去することができるのです。

「食べる水素」で全身の活性酸素を除去

また腸内洗浄を行わなくても、水素の効果を得ることができます。それは水素を口から摂り入れるという方法です。

「ああ、昨今話題の水素水か」と思われた方もおられるでしょう。

水素水はブームになっており、水素を混入させた水素水なるものが、ドラッグストアやインターネットで手軽に購入できるようになりました。水素が豊富だという世界各地の名水も入手できます。こうした水素水も、確かに活性酸素を除去し健康効果はないとは言えません。

ただ水素は常温では気体であり、水素水に含まれた水素もたちどころに水面から気化して消えてしまいます。パウチパックやペットボトルで厳重に気化を防いでいても、フタを開けたとたんにほとんどが消えてなくなってしまいます。

しかし技術と創意工夫によって、そうした水素の弱点が克服されつつあります。それは水素を特殊な方法で固定化したサプリメントです。ミネラル豊富な天然素材に水素を焼き付けるように固定させ、完全に気化を防ぐことに成功したものがあるのです。それが水素焼成サンゴ末。いわば「食べる水素」です。

なんとユニークで合理的なものがあるのかと、私も驚きました。最近私も愛用していますが、いつでもどこでも摂取できる手軽さがいいですし、想像以上に様々な効果があります。

ちなみに腸内洗浄に使う水素水は、電気分解して水素を直接混入しているため、8時間は保っている水素で、それを腸に直接入れてしまうので、気化して逃げることはないこと、また水素は飽和したらそれ以上は吸収されないことを断っておきましょう。

腸は心身の健康全てに関わるスーパー組織

ここで腸という組織について、近年の研究を含めてご説明してみます。

腸はどんな内臓か、と聞かれると、ふつうは「消化器官、食べカスを排泄物に変える」という返事が返ってきそうです。少し健康に興味のある人なら、「小腸で栄養を吸収し、大腸で不用なものを排泄物にする」「腸内細菌がたくさん棲んでいる」「活性酸素は90%腸内で作られる」といった答が得られる感じでしょうか。

いずれも正解ですが、それだけではありません。腸は免疫や自律神経の働きと深く関わっており、今最も研究が進んでいる組織です。そして、これまでの常識では考えられないほど多彩な働きを持つ重要な組織であることがわかってきました。

消化吸収、排泄を担う消化器官であるだけでなく、病気を未然に防ぐ人体最大の免疫組織でもあります。

また腸は、食道、胃、小腸、大腸という消化器全体に張り巡らせた神経系(腸管神経系)と毛細血管系を統括し、そこから全身の健康状態を維持管理しています。

さらに興味深いのは、心の状態にも関わるホルモン生産に関わる内分泌器官でもあることです。

つまり腸は、消化器系であるだけでなく免疫系、自律神経系、内分泌系と4つの機能を担う組織であるわけです。これまで体の諸器官が司っていた様々な機能が、実は腸によって取り仕切られていたことがわかってきたのです。

独自の判断で活動。小腸は「第2の脳」

一般に、ヒトの体の機能を司るのは脳であると考えられています。呼吸し、食事し、運動し、考え、働き、会話し、笑い、眠る。あらゆるヒトの活動は、全て脳からの指令によるものと考えられていました。

ところが最近の研究では、腸は、脳からの指令を受けなくても、たくさんの活動と役割を果たしていることがわかってきました。腸といっても小腸のことです。

逆に小腸からの指令によって脳が必要なホルモンを分泌したり、生理的な反応を促すこともあります。そのため最近では、小腸を「第2の脳」と呼ぶようになりました。

この言葉は、コロンビア大学医学部教授のマイケル・D・ガーション博士が1999年に発表した著書『セカンド・ブレイン』に由来します。ガーション博士はこの著書で、小腸は非常に賢く、豊かな感情を持っていると語っています。

腸の「感情」と言われると奇妙な感じがするかもしれませんが、実際に小腸の判断はヒトの体にとって正しく、脳より理にかなっていることが多いのです。

特に食道から胃、小腸、大腸に張り巡らされた腸管神経のネットワークは、数億個という膨大な神経細胞でできており、脳の指令を受けずに独立して働いています。万一事故などでヒトが脳死状態になっても、人工呼吸器などで酸素の供給を続ければ、活動を続けることができます。通常脳死になれば、たちまち心肺停止になってしまいますが、小腸は正常に機能することができます。心臓は脳の支配下にありますが、小腸はそうではないからです。

小腸は生物最古の脳である

小腸の基本的な働きは消化吸収です。

われわれは毎日様々な食べ物を食べています。ご飯、パン、野菜、バター、牛乳、豆腐、醤油、味噌、果物、肉、魚、野菜……。1日に2回、3回、あるいはそれ以上、様々な食べ物が入ってきます。

こうした食品が何であるのか、消化吸収してもよいのかどうか、消化するにはどんな酵素が必要なのかを小腸は瞬時に判断しています。まるであらゆる物質のデータが小腸に備わっているかのように。

なぜ腸にそんな高度な判断ができるのでしょうか。

生物進化の歴史をさかのぼるとその答がわかります。

地球上に誕生した最初の動物には脳などありませんでした。神経系が備わった最初の生物はイソギンチャクのような単純な腔腸《こうちょう》生物で、臓器と言えるものは腸だけです。この腸が、「栄養を摂り入れ、生き延びる」という生物の最も根源的な判断を行っていました。つまり腸は、太古の昔から生物の生命活動の根幹であり、生きる知恵のルーツだったのです。

腸の話でよく登場するヒドラという生物がいます。沼や田んぼなどに棲み、水草に付着してミジンコなどを食べている1センチほどの生物です。

ヒドラは筒状の体で先端の穴が口、口の周りに数本の触手が生えています。脳はなく、筒状の胴体には腸しかありません。腸だけの生物と言っていいでしょう。単純きわまりない構造ですが、ヒドラの腸には、口から取り込んだモノが何であるかを検知するセンサーがあって、その結果を腸全体の細胞に知らせる情報伝達物質（ホルモン）を分泌します。すると腸全体が反応して的確な消化吸収が行われるのです。

この生物が、あらゆる動物の最も根源的な姿だとされています。ここから全ての生物が様々な臓器、組織を派生させ進化していきます。脳と言われる神経組織の塊が備わった生物が誕生するのは、こうした進化のずっと後。進化の果てにいるヒトも、このシステムは基本的に同じです

そのため小腸は、実際に入って来たものが何であるのかを、瞬時に判断する能力を備えていると考えられています。

はじめに腸ありき。腸は「第2の脳」ではなく、むしろ第1の脳。現在の脳の方が腸に付随した臓器であったというわけです。

消化吸収の主役は小腸

さてその腸は次のような構造になっています。

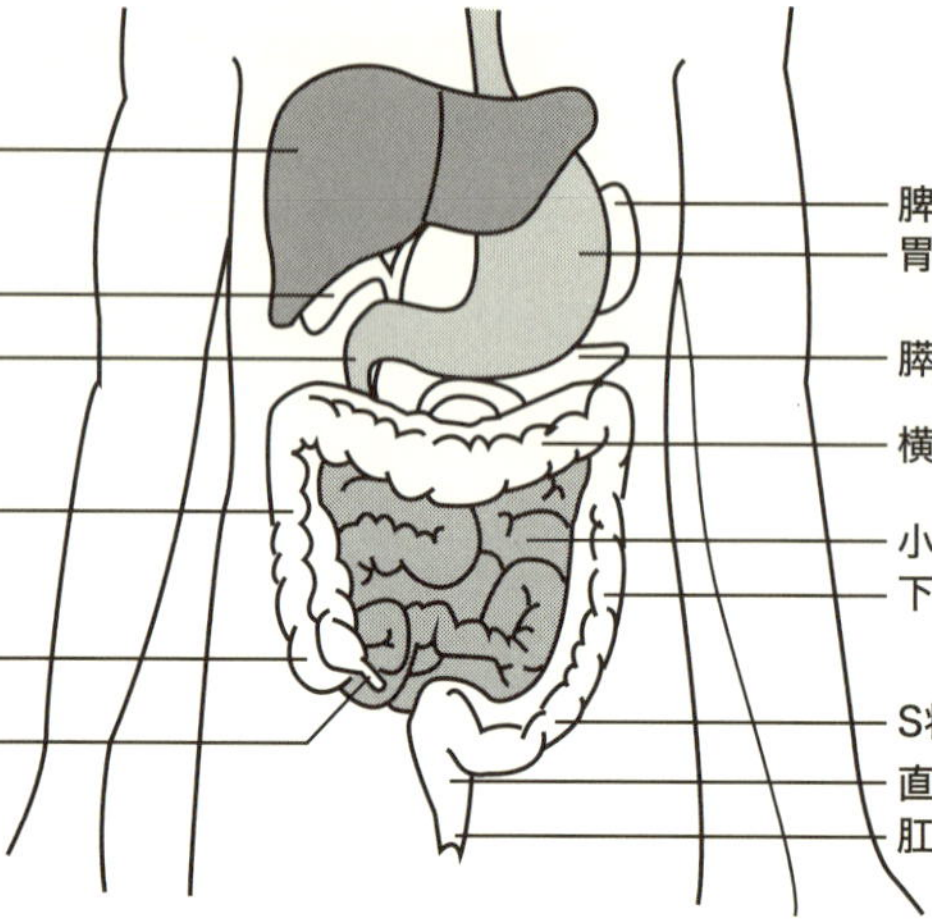

腸は大きく小腸と大腸に分けられます。腸の全長は約7メートル。うち5・5メートルが小腸、1・5メートルが大腸です。小腸の方が圧倒的に長いですね。これは小腸が消化吸収という働きの中心的な働きをしているからです。

小腸には、胃で消化された粥状の食べ物が入ってきます。そこで小腸では、食べ物を吸収できるようにさらに消化を行います。小腸は自ら膵臓や肝臓に指令を出し、胆汁や膵液の分泌を促します。これらの消化液と食べ物を混ぜ合わせ、さらに消化を進めるとたんぱく質はアミノ酸に、糖類はブドウ糖などの単糖類に、脂質は脂肪酸に分解され、栄養とし

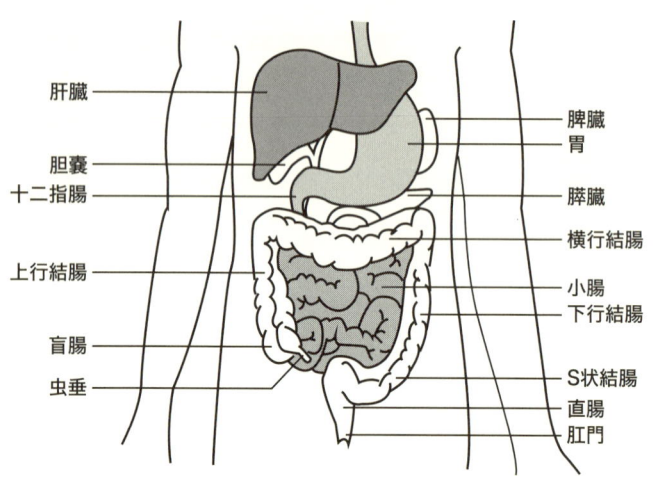

て吸収されていくわけです。

一連の働きに脳は関係ありません。無用です。腸は独自の判断でこうした働きを担っているのです。

危険なものは見逃さない。腸管は人体最大の免疫器官

小腸に達するまでの間に粉砕され、消化酵素によって分解され、吸収されやすい状態になった栄養分(ブドウ糖、アミノ酸、脂肪酸、ビタミンなど)は、小腸でその9割が、また大腸で残り1割と水分が、それぞれの腸壁から吸収されていきます。

しかしちょっと待ってください。たとえ太古の昔から、外部から取り込んだモノ(食べ物)を判断する能力があるとはいえ、ヒトが食べるものはあまりに多種多様です。消化したとはいえ、安易に体内に吸収していいのでしょうか。

危険な物質が混じっているかもしれません。赤痢菌、コレラ菌、インフルエンザウィルスなどの病原体、ヒ素やカドミウムなどの有害な金属が食品に交じっているかもし

れません。

そこはぬかりのないのが小腸のすごいところ。前述の通り、腸は重要な免疫器官なので、食べ物か否かだけでなく、安全か危険かを見分けるセンサーが何重にも張り巡らされています。

免疫システムの基本は、「自己」と「非自己」を見分けること。「非自己」、つまり自分の一部でないものは排除するのが仕事です。

おや、それでは、なぜ食べ物は排除されないのでしょう。食べ物は全て自分以外のもの、異物そのものです（自分の一部だったら大変です）。

ここが腸管免疫のユニークで賢いところですが、腸管は、食べ物、栄養に対しては免疫反応を起こさない独自のしくみが備わっていて、有害なものと必要なものを見分けているのです。このしくみを「免疫寛容」といい、腸管だけに備わった特殊な能力です。

毎日押し寄せる大量の異物を、必要なものと有害なものとに仕分けし、必要なものはそれぞれの特性に応じて消化し吸収し、有害なものは排除する。こうした複雑で難しい仕事を小腸は日夜担っているわけです。

小腸が脳に指令を送る「吐き出させろ」のメカニズム

小腸は脳の指令なしに独自の判断で機能している、と先に述べました。それは栄養物の消化吸収においていかんなく発揮されています。

まず食べ物は、口腔で粉砕され、消化酵素を含む唾液と混ぜ合わされて胃に送られます。胃は強力な胃酸で食べ物を殺菌し、消化酵素でたんぱく質などを溶かします。こうしてドロドロの粥状になった食べ物は、小腸に送られます。小腸の始まり部分は十二指腸です。

十二指腸では脂肪を溶かす胆汁、膵液などを分泌し、食べ物をさらに細かい栄養素に分解します。胆汁、膵液には様々な酵素が含まれています。

こうして十分に分解された栄養物は、十二指腸から空腸、回腸へ送られます。ここでいよいよ栄養成分が腸壁の毛細血管から吸収され、血液によっていったん肝臓に運ばれていきます。

繰り返しますが、ここまでの消化吸収の流れは、小腸が独自に判断して行っています。小腸が消化酵素を出すように神経系で指示をだし、それを伝達するのはホルモン、ホルモンをキャッチし分泌される酵素、と情報は伝達されていきます。

ほぼ脳はノータッチで作業は進められますが、時には参加することがあります。

例えば食物に交じってO157のような細菌やウィルスが侵入した場合、腸は前述の免疫システムによってその毒性を発見します。そして病原体ならば免疫細胞が殺傷し排除してしまいます。そして腸壁から大量の水分を出して、毒物を流し排泄しようとします。これが「下痢」です。

また小腸は、胃腸に有害なものが侵入すると、脳の嘔吐中枢に指令を送ります。すると脳はヒトに激しい吐き気をもよおさせるのです。胃の一番底がキュっと閉まり、内容物がそれ以上流れていかないようにした上で、胃の筋肉を動かして嘔吐を促します。

吐き気と言うのは苦しいイヤなものですが、多くは必要な現象です。毒物、あるいは「吐き出した方がいい」ものを吐きだすのですから。

それにしても下痢や嘔吐の判断を小腸がしていて、脳をコントロールしているというのは驚きではないでしょうか。

腸管は人体最大の免疫システム

われわれは食事をすることで栄養を摂り入れて、生命を維持しています。しかし大量の食べ物という異物を体内に入れることは、一種の危険行為でもあります。その中には細菌やウィルスのような病原体や有毒物質が混入している可能性があるからです。

病原体にとってヒトの体は、ほどよい温度や水分を持ち、生きながらえ増殖するには最高の環境です。特に微小なウィルスは、単体では生きられず、他者の細胞の遺伝子を利用しなければ増殖できません。

風邪やはしか、風疹、インフルエンザなどの感染症はすべてウィルスや細菌などの病原体が原因です。これらを免疫システムが殺傷、排除することで病気を防いでいます。大切な身体を守るため、外からの侵入者(病原体)＝外敵は、即刻退治しなければならないのです。

食べ物を口に入れて口腔、食道、胃と通過する間も酵素や胃酸などが殺菌力を働かせ、病原体を殺してくれます。そこを何とかすり抜けた病原体は、消化吸収の「吸収」を担う小腸に到達します。

さあここが大変。病原体を含んでいるかもしれない異物を吸収しなければなりません。小腸は、外敵や毒物の侵入を許して病に身をゆだねるか、徹底防御して健康を守るかの最大の防波堤です。

しかし小腸は、ある意味で脳より賢い組織です。ここには人体最大にして最強の防衛軍である免疫細胞軍団が控え、防波堤を突破した病原体を迎え撃ちます。

強力な防衛体制パイエル板とは

防衛軍の主役は白血球です。色々な種類があり、外敵の種類に応じて対応することができます。その数は1兆個以上！ この6割～7割が腸管に常駐しています。

バイエル板下のM細胞

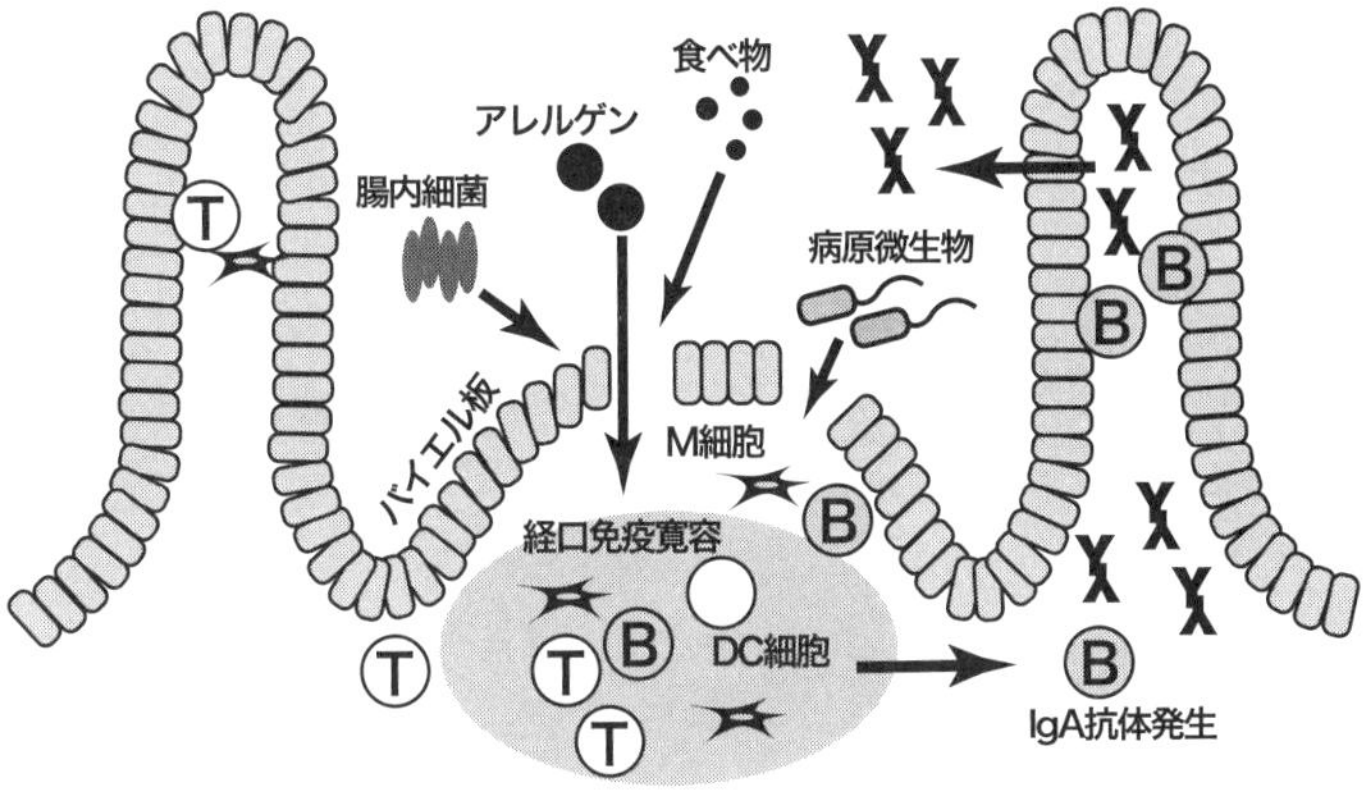

そして病原体の侵入と共に、これを撃退する戦いを繰り広げます。

これだけの免疫細胞を抱えるのは小腸のパイエル版と呼ばれるリンパ組織。小腸の絨毛という凹凸の中に、少し平らなこの組織が無数に配置されています。

パイエル板の上にはM細胞というセンサーを務める細胞が控えていて、病原体を発見するとすぐさまパイエル板の中に引きずり込みます。内部には様々な免疫細胞が待ち構えていて、病原体を殺傷します。

単純に殺傷するだけでなく、侵入してきた病原体を記憶し、次に同じ敵が侵入してきたら最適の攻撃ができるように、病原体にぴったりの弾（抗体）を生産する機能も備えています。

こうして侵入してくる外敵に備えているので、われわれは毎日大量の食べ物（異物）を食べてもめったに病気にならず、健康でいられるわけです。

本当は小腸では毎日毎日、たくさんの病原体が侵入し、免疫細胞軍団がこれを退治してくれているのです。けれどもそのことを脳は知りません。なのでわれわれも、陰ながら健康を支えてくれる腸の奮闘ぶりを知らないのです。時にはそのことを思い出して、賢くて働き者の小腸をほめてあげましょう。

大腸が健康なら心身の不調の7割は解決する

小腸で消化吸収された食べ物の残りは、その下の大腸に送られます。大腸は盲腸、結腸、直腸、肛門につらなる長さ約1・5メートルの臓器です。主な仕事は、栄養成分の残りや水分の吸収、そして残りかす（便）の排泄です。

このように述べると、「なんだゴミ掃除か、たいした仕事じゃないじゃないか」と思う人がいるかもしれませんが、とんでもない。どうしてどうして、大腸の仕事は重要です。ここが正常に働かなければ、ヒトはどれほど健康を害し、病気まみれになってしまうかわかりません。

実際に現代人の健康問題や悩みの原因の多くが大腸にあります。がんや糖尿病などの生活習慣病、ストレスやうつなどの心の病、肥満、シミやシワなどの美容問題も、大腸の状態が悪いから。そしてその解決策は、やはり大腸にあるようです。

大腸の仕事は「消化吸収」という一大パフォーマンスのオオトリ、締めの大仕事です。大腸が健康で必要な仕事を完ぺきにこなせれば、心身の不調は7割以上解決すると言われています。「心身の不調」、つまり体だけでなく心の不調も大腸にかかっています。そして若さと美貌も！

ぜひ大腸を理解して、ベストコンディションに導いてください。健康と若さと美貌を手に入れるヒントがここにあります。

大腸にいる100兆個の腸内細菌

消化吸収の締めくくりとなる大腸ですが、組織そのものは水分と栄養の「吸収」のみを行います。

腸本体に代わって栄養の「消化」を行うのは腸内細菌。近年大きくクローズアップされ、その存在が広く認められるようになった「内なる他者」です。彼らは、外部から入ってきて勝手に住みついている侵入者とその仲間たちです。

その数およそ100兆個！　種類にして数百以上！　地球の全人類より多い数の細菌が、お腹の中にうじゃうじゃと住みついているなんて、潔癖症の人なら卒倒しそうな状況です。

けれどもこの細菌たちの中には、いい仕事をしてくれるものがたくさんいます。肥満を防ぎ、がんを防ぎ、糖尿病を改善し、美貌の大敵シミやシワをなくしてくれるものもいるのです。いわゆる善玉菌たち。こうした方々であれば、ぜひ長くご逗留願いたいものです。

残念ながら腸内細菌は、よいものだけではありません。中には今述べた肥満を招くもの、がんを引き起こすもの、老化を進めてしまうものもいます。いわゆる悪玉菌と言われるものです。

善玉菌と悪玉菌、そして状況次第で善玉、悪玉どちらにも変わる日和見菌。腸内細菌は大別すると3つの種類に分けられます。

同じ種類の菌たちが固まって棲み分け、それぞれ色や形が微妙に違うことから、腸内細菌の群れを腸内フローラと呼びます。フローラとは花畑のこと。内視鏡で見ると細菌群が叢《くさむら》のようであることから腸内細菌叢《ちょうないさいきんそう》とも呼びます。

悪玉菌がまき散らす活性酸素が大腸がんを招く

善玉菌の代表格はご存じ乳酸菌。ビフィズス菌や乳酸桿菌《かんきん》などがその仲間です。

乳酸菌というとヨーグルトを思い浮かべますが、それだけではありません。乳酸菌は植物性の発酵食品である糠漬けやキムチ、味噌などにも豊富に含まれています。善玉菌は有用菌とも言い、非常にいい仕事をします。例えば乳酸や酢酸などを作って腸内を酸性にし、食中毒や感染症を起こす細菌の繁殖を防ぎます。

悪玉菌（腐敗菌）の代表格は大腸菌、ウェルシュ菌、ブドウ球菌などです。これらの菌に共通なのは、動物性のたんぱく質を腐敗させ、インドール、スカトール、アンモニアなどの有毒物質を作ることです。いずれも悪臭を放ち、クサいおならや便の臭いの元です。もし自分のおならやウンチが「クサい！」と思うのであれば、腸内細菌の中で悪玉菌優位になっている可能性があります。

クサいだけなら大した害ではありませんが、臭いの元は腐敗であり、有毒性を意味しているので要注意です。クサい上に便秘も重なっていたら、要注意どころか危険です。悪玉菌が優位だと腸管の蠕動運動が鈍り、排便がスムーズにいかなくなって便秘になりやすくなります。長く腸に留まっている便は、悪玉菌のために腐敗が進み、有害で腸壁の細胞を傷つけるようになります。

また悪玉菌は、それ自体が活性酸素を発生させ、やはり細胞を傷つけます。そんな悪玉菌を排除しようと、今度は免疫細胞が活性酸素を発生させるので、腸内は活性酸素によってさらに悲惨な状況になります。

善玉菌が喜ぶ腸まで届く理想の食事

戦後の日本で食事の欧米化が進んだことが今日、大腸がんの増加を招いた、と言います。まさにそのとおり。悪臭のもとである肉、そして乳製品、動物性油脂の過剰摂取は、確かに日本人の大腸がんの増加を招きました。

こうした腸内環境の悪化を防ぐには、悪玉菌ではなく善玉菌の喜ぶような食事、食物繊維やビタミン、ミネラルたっぷりの食事をして、形勢を逆転させることです。さらに活性酸素を除去する対策をとると万全です。

たとえば本章はじめに私が紹介した水素のサプリメントなどは、食べ物と同じく腸まで届き、直接活性酸素を消去してしまいます。すると便秘が解消され、バナナのような理想的なウンチが出るようになります。

もちろん食事内容をあらため、肉、乳製品、動物性脂肪の多い食事ではなく、食物繊維の豊富な豆類、野菜、海草などの豊富な食品を毎日食べること。こうして水素の力で活性酸素を除去し、腸にいい食事を続けていると腸内環境は徐々に正常な状態になっていきます。

ちなみに便＝ウンチは、その3分の1が腸内細菌であり、大腸内には1キロから2キロの腸内細菌が棲んでいます。

悪玉菌も時に大活躍をする

腸内には善玉菌、悪玉菌に加え、日和見菌という第3勢力が存在します。

日和見菌は、ヒトが元気な時は特によいことも悪いこともしません。腸に押し寄せる栄養をかすめとり、淡々と生きているだけです。ふだん特に役に立つわけではないのです。

ただヒトが病気になったり免疫力が落ちると、急に悪玉菌に加勢して周囲の組織に炎症を引き起こしたりします。

このように述べると、そうか、それなら腸内細菌は善玉菌が多ければ多いほどいいんだな、全部善玉菌なら最高だな、と思ってしまいますが、そうでもないようです。善玉菌、悪玉菌、日和見菌の割合は2・1・7がベスト。「善」対「悪」は2対1ですが、日和見菌が圧倒的多数な状態がよいというのです。

というのも悪玉菌の中にも役に立つことをする、その菌でなければできないワザを持つものがいるためです。例えばある大腸菌は、ビタミンを合成したりサルモネラ菌等食中毒の原因菌を抑えるなどいい働きもします。

またかなり悪性の高い病原体、たとえば近年たびたび報告されている病原性大腸菌O157等が侵入してきた場合、常在菌である大腸菌がその増殖を防ぐことが知られています。これを拮抗作用と言います。まるで他校の不良の侵入を学園の番長が阻止するかのようで面白いですね。

不良学生がいる学園の方がいい

研究者の中には「善玉」「悪玉」という呼び方はふさわしくない、と主張する人もいます。私も善玉、悪玉というよりは「優等生」と「不良学生」くらいのキャラクター設定がいいのではないかと思います。ふだん教室のガラスを割ったりシンナーを吸ったりしている不良学生が、学園がピンチな時には体を張って危機を救う、なんていうことが腸内で本当に起きているのですから。

もちろんがんを引き起こす細菌もいるのであまり弁護はできませんが、このように一概に悪玉はダメとも言い切れません。

さて腸内細菌の比率は善玉・悪玉・日和見菌で2・1・7ですが、善玉と悪玉が2・1なのは納得です。そして日和見菌7は、健康な時は「何も役に立たない」のではなく善玉に傾いている、と解釈するのが妥当ではないかと思います。日和見というくらいですから、優位な方についているはずです。

つまり腸内細菌は、2割の善玉菌が優位であり、7割の日和見菌は善玉菌に傾倒し、

1割の悪玉菌が時折悪いことをするけれども善玉菌がしっかり抑え込んでいる、という関係がよいのではないかと思います。

医療に活用が進む。難病治療にも腸内細菌

腸内細菌の研究は急速に進んでおり、驚くべき機能を持つ細菌の発見や、細菌を難病治療に生かす試みが進められています。

腸内細菌の分泌する物質の中には、短鎖脂肪酸（消化しにくい食物繊維を腸内細菌が発酵することで生成）を増やしてインスリンの効きを高めて糖尿病を改善したり、骨密度を高めて骨粗鬆症を防いだりするものもみつかっています。

これを応用した治療が世界で行われており、健康な人の便、あるいは便から腸内細菌を取り出して病気の患者に移植する方法（糞便移植）が注目されています。

例えば肥満症の人にやせた人の腸内細菌を移植してダイエットに成功させたり、全身に痛みや不調が起こる難病患者に健康な人の腸内細菌を移植して治癒に導いたり

と、驚くべき成功例が報告されています。日本でも千葉大学や慶応大学で臨床試験が始まっており、クローン病や潰瘍性大腸炎への応用が期待されています。

腸内細菌は、ヒト由来ではないのがミソです。たとえば、ヒトの体では作れないビタミンKやビタミンB群を合成したり、免疫細胞を活性化して病気を未然に防いだりします。強力な腸管免疫は、腸内細菌のサポートあればこそなのです。

幸せホルモン「セロトニン」も腸で用意されている

話は心の話、脳の話にとびます。

ヒトが幸せな気持ちになったり心が落ち着いたりする時には、脳内で様々なホルモンが分泌されています。例えばセロトニンやドーパミン。これらのホルモンは、「幸せホルモン」と呼ばれ、うれしい時、楽しい時、あるいは意欲を高めたり、心の平穏を助けています。

なかでもセロトニンは、不足するとうつ病を発症することが知られており、現代人にとって重要な物質です。

最近の研究でセロトニンは、その9割が腸管に存在することがわかってきました。腸内でトリプトファンというアミノ酸から合成されるのですが、この時も腸内細菌の働きが関わっています。腸でのセロトニンは蠕動運動を促す働きをしています。

ただしセロトニンは、脳の血液脳関門という関所を通過することができません。そこで腸からは、この関所を通過できるトリプトファンが転じた5HTPという物質を脳に送り込み、脳の神経細胞がセロトニンを合成しています。

同じセロトニンが、脳では精神を高揚させ幸福感を誘うのですから不思議です。そして心の状態を左右するセロトニンが、その材料を腸で用意されているというのはますますもって不思議ですし、つくづく腸とは偉大なものだと思います。

シワを改善し若返りをはたす腸内細菌

最近女性に注目されているものに、腸内細菌が合成するエクオールという物質があります。

　更年期の女性を対象にした臨床試験では、エクオールを摂取した女性のシワが改善したという結果が出ています。エクオールは皮膚のハリの元であるコラーゲンを作る繊維芽細胞を増やす働きをもっているためです。

　他にも骨密度を高めたり、ホットフラッシュ（突然ののぼせ）等の更年期症状に効果があるとして、若返り効果が期待を集めています。

　ただし単なる若返り効果だけでは物足りないと思います。単純にシワが改善して骨が丈夫になることよりも、腸全体のコンディションを整える方が効果的です。

　ここまで述べてきたとおり、腸は、小腸、大腸ともに、心身の健康状態を大きく左右します。

　腸が健康な人は全身が健康で、若々しくはつらつとしています。快食快便で栄養状態がよく、お肌もプリプリしています。栄養状態がよいのでお肌の新陳代謝がよく、シミやシワもできにくいのです。もちろん肥満にはなりません。腸によって脳まで栄養が充分送り届けられれば、幸福ホルモンも充分作られ、笑顔で生き生きしていられます。

ヒトの腸を診察する立場として申し上げれば、健康で美しい人は腸も美しいものです。その健康と若さと美しさを阻害するものの代表選手が、腸内で発生する活性酸素。次章では、活性酸素の有害性とその対策について述べていきましょう。

第2章

難病、老化の元凶「腸の汚れ」を放っておくとこんなに怖い

食べ物で腸の働きはまったく違う

現代人の腸は、今大きな問題を抱えています。われわれの健康を支える要ともいえる存在の腸が、有害物質や活性酸素でかなり汚れているからです。

中でも最も影響があるのは食事です。ふだんどんなものを食べているかで、腸の状態はまったく違ったものになります。

ちょっと例を挙げてみましょう。例えばごはんやパンなどの炭水化物（糖質）の多い食事、あるいは肉や乳製品など動物性脂肪の多い食事、豆や野菜など食物繊維の多い食事。これらの中で最も腸に負担がかかるのはどれでしょう。

おわかりだと思いますが、最も腸に負担がかかるのは肉や乳製品など動物性脂肪の多い食事です。なぜ負担がかかるか、特に東洋人は腸内細菌で乳糖を分解する菌がない人が多いため下痢してしまいます。

牛肉、豚肉、鶏肉などの肉類や牛乳、バター、チーズなどの乳製品、サラダやシチューなどたっぷり油を使った食事は、戦後日本で急速に普及しました。戦前の日本人がほとんど口にしなかった洋食が、今や若い世代ばかりでなく全世代にとって定番の食事になっています。

日本人は古来、穀物、野菜、豆類を多く食べ、魚をたまに食べるくらいの菜食中心の食事をしてきた民族です。急速な食生活の変化は、消化器、特に腸にとって大きな負担になっています。

動物性の脂肪やたんぱく質は悪玉菌の大好物

バターや肉の脂身を想像して頂くとわかりますが、動物性の脂肪は常温では固まっています。これを食べるとヒトの体温を37度くらいとして、何とか溶けてもサラサラではなくドロっとした状態です。ヒトの消化器には脂肪の分解を行う酵素もありますが、動物性の油は消化吸収に時間がかかり、長く腸内に留まります。

これら動物性の脂肪やたんぱく質を待ち構えているのが、大腸に住みついている腸内細菌。中でも大腸菌やウェルシュ菌など、いわゆる悪玉菌たちです。悪玉菌たちは動物性の脂肪やたんぱく質が大好物。さっそくこれらを食べては増殖し、アンモニア、インドール、スカトール、アミン、硫化水素など、いかにも悪臭がしそうなガスを生成します。

1章でも述べましたが「クサい」だけなら結構。しかし「クサい」のはこれらの物質の毒性を反映しています。これらのガスは実際に有毒です。これが腸壁から吸収されると血液にのって全身に運ばれ、細胞を傷つけます。例えばアンモニアは強いアルカリ性物質であり、柔らかい腸壁の粘膜を傷つけます。アミンは有名な発がん物質ですし、硫化水素に至っては吸い込むと死に至る有毒ガスです。

もちろん、日常的な発生量は命に関わるほどではありません。ヒトの消化器には、こうした物質の毒性を中和する働きがありますし、野菜や豆類、果物など食物繊維やビタミン類が豊富な食べ物を一緒にたくさん食べれば、やはり毒性は中和され大きな問題にはなりません。

ただし食事内容や生活習慣によっては、有毒物質がしょっちゅう発生することになり、それが血液にのって全身に回ってしまいます。

クサいおならは有毒ガス？

さて動物性の肉や脂肪が消化されて発生したガスは、一部「おなら」となって外へ排出されます。この臭いはとてもクサい。腐敗臭、はっきりいえば便臭です。

非常にクサいおならが出る時には、腸内でこうした有毒ガスが発生していることを思い出してください。決して我慢せず、積極的に出してしまいましょう。いつでもどこでも、とは言いませんが、ためこんではいけないガスです。

「人前ではちょっと……」などとお行儀よくしていると、有毒ガスは体内に吸収され、全身に回ります。血管を侵し、臓器を侵し、全身のあらゆる組織を少しずつむしばんでいきます。そして一部は毛穴や口からも排出されます。便臭の混じった口臭！なんてゾッとしませんか。体臭も不快なものになります。

活性酸素も同様です。活性酸素は腸内で発生し、さらに免疫細胞も活性酸素を発生させ、血液中でも、細胞内でも発生しています。そうして粘膜を、血管を、細胞を傷つけるのです。

動物性のたんぱく質や脂肪、つまり肉や乳製品ばかり食べていると、こういうことになってしまいます。

一方イモや豆類、あるいは野菜など食物繊維の豊富な食べ物は、腸内では消化吸収がよく、大腸でこれを担当するのは乳酸菌などの善玉菌です。これらの食品が分解されて発生するガスは、それほどクサくありません。

また同じ動物性でも魚の脂肪は不飽和脂肪酸であり、常温でも液体です。消化吸収しやすく、血液中では悪玉コレステロールや中性脂肪の調節をしてくれます。血管の内側にこびりつくこともなく動脈硬化を防いでくれます。

動物性の脂肪、たんぱく質は活性酸素発生のもと

今述べた通り、動物性の脂肪やたんぱく質は消化吸収に時間がかかります。腸内に長く留まって酸化が進むため、活性酸素が大量に発生します。小腸でもそうですが、大腸においては、腸内細菌の中の悪玉菌が動物性の脂肪やたんぱく質の消化分解を担

うため、ここでもガスと一緒に活性酸素を発生させます。

つまり動物性の脂肪やたんぱく質は、有毒なガスだけでなく活性酸素を発生させながら体内に吸収されていくことになります。血管内ではこれらが分解されてできた悪玉コレステロールや中性脂肪が壁面にこびりつき、徐々に血管を狭く硬くして動脈硬化を引き起こします。

たっぷりエサをもらった悪玉菌が優勢になると、それまで傍観していた腸管免疫も黙ってはいません。免疫細胞の一種である顆粒球（好中球、好酸球など）が増加し、悪玉菌を攻撃します。ところが顆粒球は攻撃のために活性酸素を放出するため、悪玉菌だけでなく腸壁も傷つけてしまいます。

また腸管では、顆粒球の増加によって相対的にリンパ球（白血球）が減り、免疫のバランスが崩れるという現象が起きます。

このように腸内は、われわれが食べたものに大きな影響を受けます。腸内環境を悪化させる食べ物ばかり食べていると活性酸素が大量に発生し、腸管だけでなく全身に悪影響が及ぶことがおわかりいただけると思います。

現代人の偏った食事が腸内環境を悪化させている

腸内細菌や腸内環境に関する注目度は世界的に高くなっています。

日本人だけでなく、先進国では食事が肉や乳製品など動物性のものに偏る傾向が強く、腸内環境は悪化しつつあります。

テキサス大学の研究チームは、人類の進化と腸内細菌の変化の相関関係を調べて発表しました。彼らの研究は世界各地の類人猿（チンパンジー、ゴリラ、ボノボ等）とアメリカ人、ヨーロッパ人、ベネズエラの熱帯雨林の原住民、アフリカはマウイ共和国やタンザニアの人などの便を収集し、腸内細菌を調べたのです。

それによると、類人猿にも人間にも同じ腸内細菌が棲んでいること、しかし細菌の構成比が大きく異なること。そしてヒトでは、先進国の住人とそうでない地域の住人では大きな違いがあることがわかったそうです。

その違いとは腸内細菌の数。先進国の住人ほど腸内に棲んでいる細菌の数が少なく、また減少し続けていることがわかったのです。腸内細菌は、もちろん善玉菌優位であることが重要ですが、第1章で述べたとおり、なるべくたくさんの種類の細菌がいる方がよいのです。

腸内細菌の種類が豊富で多彩な仕事をしてくれることが、肥満や糖尿病やがんなどの病気を防ぎ、われわれの健康は守られます。中にはこうした病気を誘発する細菌もいますが、腸内細菌のバランスがよければ大丈夫なのです。

食生活の違い、そして生活習慣の違いが腸内環境に表れます。ややラフな言い方をすれば、楽をしておいしいものばかり食べていると腸内環境は悪化する、ということではないでしょうか。

腸で大量の活性酸素が発生している

活性酸素は生活習慣病のほとんどの原因、あるいは要因といわれ、日焼けからがん、その他の生活習慣病まで、様々なトラブルや病気を引き起こすことがわかってきました。そのため活性酸素の害からどのように身を守るかは、病気を防ぎ、健康を維持、向上させるため、あるいは美容のため大きな課題になっています。

しかし活性酸素は、酸素あるところに必ず自然発生するものなので、「発生」そのものを防ぐことは不可能だと言っていいでしょう。

ヒトは1日に約500グラムの酸素を呼吸から取り入れています。その酸素は、われわれが食べた食物（有機物）を体内で燃焼させ、エネルギーを作るために消費されます。つまり酸素を吸い込まなければ生きていけないのですから、至しかたありません。

そしてその酸素のうち、約2％が活性酸素になるとされています。量にすると少ない気がしますが、発生は60兆個あるとされるヒトの細胞においてですから、ミクロのレベルでは相当な量です。

そして体の中でも、腸で発生する活性酸素は最大の問題です。前述のように、腸は複雑かつ膨大な仕事を行う臓器です。エネルギー消費量が多い部位ほど酸素を使うので、活性酸素も大量に発生してしまいます。

また腸は、外部から摂り入れた栄養を体内に吸収する臓器です。有害なものがあれば免疫細胞が活性酸素を発生してこれを排除しようとし、吸収された栄養にも活性酸素を発生させるものがあります。

腸内で発生する活性酸素をどうするかは、全身の健康に関わる問題です。

活性酸素にも種類がある

誰もが健康で美しくありたい。そのためには腸がきれいであることが必要条件です。腸で発生する大量の活性酸素をうまく処理しなければ、腸をきれいにすることはできません。

それでは活性酸素とはいったい何なのでしょう。

まずは酸素。化学記号でO、原子番号8番の物質。大気の2割を占めています。通常は酸素原子が2つくっついた分子O_2として存在します。酸素は化学反応しやすい物質で、ちょっとしたきっかけで電子が欠けて不安定な活性酸素に変化してしまいます。そして安定するために他の物質の電子を奪ってしまいます。この電子を奪うことが「酸化」という現象で、電子を奪われた物質は酸化＝サビる、つまりダメージを負うのです。

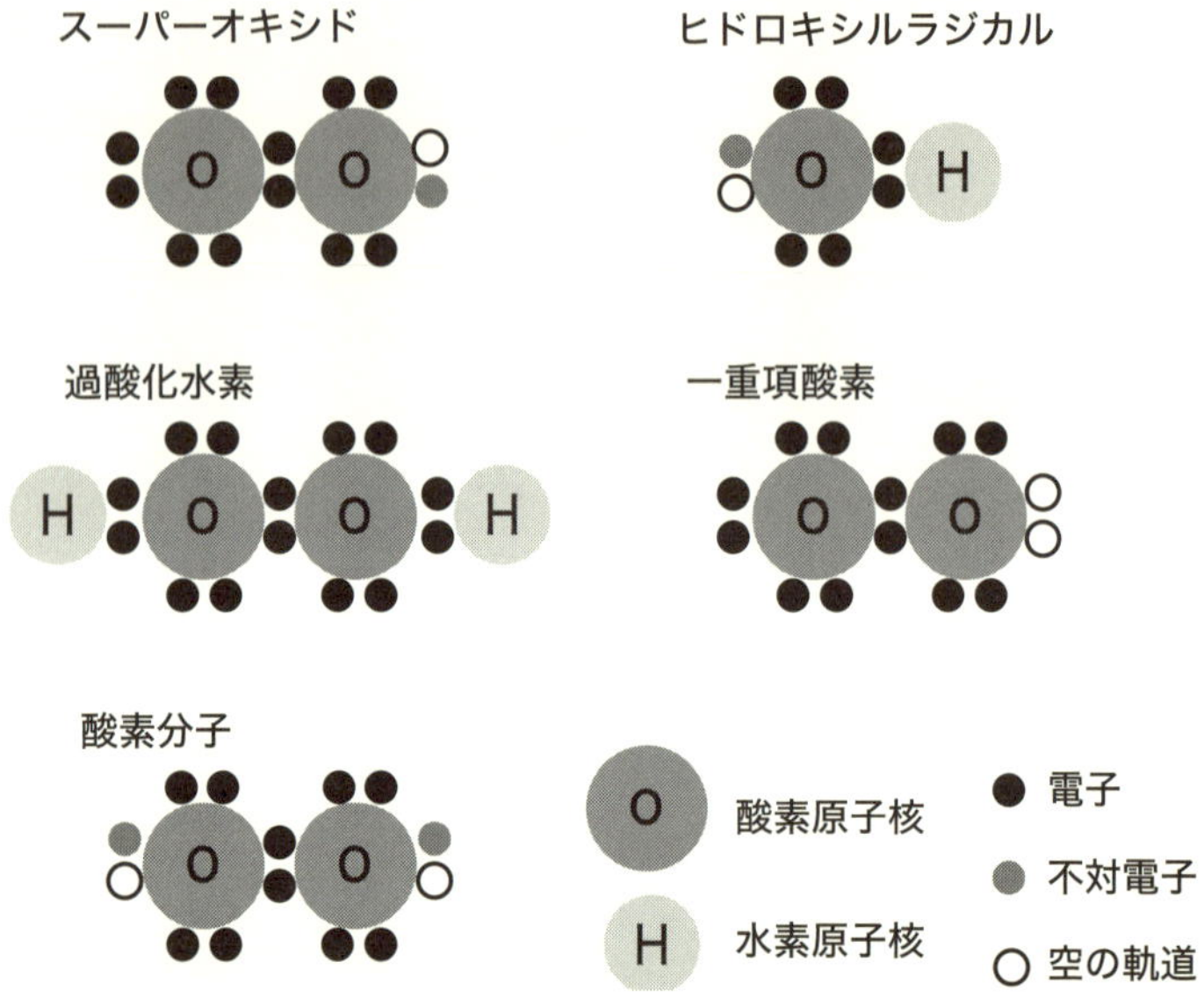

このように周囲を酸化し傷つける活性酸素は、いわば両刃の剣です。殺菌などのために必要性はあるのですが、例えば皮膚表面では皮膚の細胞を傷つけシミやシワを作り、血管内では血管内壁を傷つけて動脈硬化の引き金になり、細胞のDNAを傷つけるとがんの原因になるという大変困った性質も併せ持っています。

代表的な活性酸素は4種類。**スーパーオキシド、過酸化水素、一重項酸素、ヒドロキシルラジカル**です。

4種類の活性酸素は、反応の強さなど、それぞれ性質が異なります。

スーパーオキシドはミトコンドリア内で発生する活性酸素です。白血球の中の好中球やマクロファージが、ウィルスや細菌を殺傷するために産生するのはこのスーパーオキシドです。

過酸化水素は水に溶かすと過酸化水素水になります。これは消毒液のオキシドールです。昔はよく転んでひざをすりむいたりした時に使いました。白い泡がしみて痛かった記憶のある方も多いでしょう。その殺菌力が有効活用されている例です。

一重項酸素は、紫外線によって発生する活性酸素です。紫外線の殺菌力のもとがこの一重項酸素です。シワ、シミ、たるみ等の原因になっています。

ヒドロキシルラジカルは、活性酸素の中でも最も酸化力が強く、攻撃的です。細胞内の遺伝子を傷つけ発がん作用があるのがこのヒドロキシルラジカルです。

活性酸素とがんの関係

がんと活性酸素の関係はよく知られています。活性酸素は細胞のがん化、増殖と深く関わっており、がんのあらゆる段階で悪化を促進しています。

がんは、正常な細胞が、遺伝子の突然変異によってがん化することで始まります。この遺伝子に傷をつけて配列を狂わせるのが活性酸素だと考えられています。

ある日突如として「活性酸素」という物体が細胞に入り込むのではなく、もともと細胞内には酸素によってエネルギーを作り出すミトコンドリアという微小な組織があり、活用する酸素の一部が常に活性酸素に変わっています。しかしこのレベルの傷は、ふつう体内の除去システム（がん抑制遺伝子、抗酸化物質）によって修正されます。

しかし活性酸素の量が多すぎたり、抗酸化物質の減少、老化などで修正しきれなくなると細胞ががん化してしまいます。

細胞にはあらかじめ寿命があり、自然死するメカニズムが備わっているのですが、そのメカニズムを書き込んだ遺伝子が破壊されるといいます。自然死できない細胞は無限に増殖し、本格的ながん細胞へと変異してしまいます。

多すぎる活性酸素をもたらすのは一部の食品、ウィルス、紫外線、放射線、タバコ、化学物質、特にストレスなど現代人をとりまく生活環境です。

さらに活性酸素は、細胞壁などを破壊し炎症を引き起こします。炎症が繰り返し起こると修復作業が繰り返されることになり、これも遺伝子の傷、がん化の引き金になります。

現代人の腸は発がん物質まみれになりやすい

がんという病気には社会や環境の変化の影響が強く現れます。例えば以前、日本人のがんで一番多いのは胃がんでした。原因は、塩分の過剰摂取とヘリコバクターピロリ菌などによる水（井戸水）の汚染です。減塩運動が進み、上水道が完備された現代、胃がんは減少傾向にあります。

代わって増加したのが大腸がんや乳がん。大腸がんは女性のがん死の1位、男性のがん死の3位です。原因は食生活の欧米化と言われています。

日本人の食生活が大きく変わり、現代人は肉や乳製品の多い洋食を好んで食べるようになりました。動物性の（といっても魚ではなく獣肉）脂質やたんぱく質の多い食事は、これまで述べてきたように、消化吸収に時間がかかり、腸には負担が大きくなっています。便秘も起こしやすくなります。

こうした食品は腸内でも悪玉菌が好み、大腸菌やウェルシュ菌などが消化する際に、様々な有害物質を生成します。また長く腸内に留まることで酸化が進み、栄養成分としても劣化していきます。

食品の酸化と滞留、便秘、悪玉菌の増加、有毒物質の生成、これらと共に起こるのが活性酸素の大量発生です。こうして腸内環境は「発がん物質まみれ」の状態になっていくというわけです。

大腸でがんが発生しても、自覚症状はあまりありません。また腸のどこにがんができるかによっても異なります。血便が出たり、がんが大きくなって便通を阻害して便秘になるといった症状が出るのは、がんがかなり大きくなってからです。また血便は痔と間違われやすく、発見が遅れやすいと言えます。

大腸がんの標準治療は手術です。がんの組織をいかにきれいに取りきるかが治療の成否を決めます。大腸がんは、抗がん剤や放射線が効果的ながんではないとされていますす。なので手術の成否に結果が左右されやすいのです。

大腸がんは食物繊維不足と便秘が原因

肉や乳製品をたくさん食べるようになる一方で、食べられなくなったものが食物繊維です。例えば大豆などの豆製品、玄米や雑穀類、ごぼうやれんこんなどの根菜、イモ類、きのこ、海草など。昔の日本人が毎日食べていたような食物繊維豊富な食品は、確かに食べる機会が減っているのではないでしょうか。

食物繊維は腸の働きにとって欠かせない栄養素です。食物繊維の多くは小腸では消化されません。その代わりに大腸の腸内細菌の善玉菌が喜んで消化してくれます。

善玉菌は食物繊維を発酵させ、酢酸や酪酸などの「短鎖脂肪酸」という物質に転換させてくれます。

この短鎖脂肪酸がすぐれものなのです。この物質は体内に吸収されると、細胞のエネルギー源になります。また腸内を弱酸性に保ち、悪玉菌の増殖を妨ぎます。さらに発がん物質の生成を防いだり、炎症を抑えたり、免疫細胞を活性化したりします。そして一番素晴らしいのは腸の蠕動運動を促進することです。

食物繊維は腸にとって強力な助っ人です。

そうした食品の代わりに入ってくるのが、動物性の脂肪やたんぱく質、そして化学合成添加物、得体のしれない加工食品等。悪玉菌が喜ぶ、活性酸素の原因になる食品ばかり。これでは腸は、前述のように「発がん物質まみれ」の状態になってしまいます。

こうした最悪の腸内環境を反映しているのが便秘です。

便秘は、単に苦しい、気持ちの悪いだけの現象ではありません。便秘の腸内は、出るに出られなくなった排泄物と有害物質でいっぱいです。発がん物質や活性酸素も増加し、腸を汚染しています。しかもこうした排泄物から、大腸はさらに水分とガスを吸収して全身に運んでいるのです。

便秘は男性より女性に多い症状です。女性のがん死の1位が大腸がんであるのは、便秘しやすいことが大きな理由です。逆にいえば、腸内細菌さえ変われば、便秘さえ解消すれば、大腸がんは必ず予防できるでしょう。

乳がんは食生活と活性酸素が大きな原因

日本女性に増加しているもう1つのがんが乳がんです。

統計によると、1970年代に1万人ほどだった患者数が、1990年代には3万人と約3倍に急増しています。

原因はいくつかあり、1つは大腸がんと同様、食事の欧米化。特に動物性の脂肪摂取が影響しているようです。乳がんの発生には女性ホルモンの一種、エストロゲンが関わっていますが、このホルモンは卵巣だけでなく脂肪組織からも分泌されているため、体脂肪の増加はリスク要因です。

また乳がんは仕事を持つ女性、都市部の女性に多いことから、ストレスからくるホルモンバランスの悪化が発症に関わっているようです。

ここまで述べてきたように、動物性の脂肪摂取の増加は腸内環境を悪化させ、全身に届けられる栄養成分を酸化、劣化させます。また腸内だけでなく、体の各所で大量の活性酸素を発生させ、細胞及び遺伝子を損傷してがん化させます。さらにストレス等の生活習慣ががん化を促進します。

大腸がんと同様に乳がんも、原因はかなりはっきりしています。だからこそ防ぎうるがんだと言えるのです。

抗がん剤を拒否し自己治癒力で再発を防止

私事になりますが、かくいう私も乳がん経験者です。乳がんの原因を書き連ねると、思い当たることばかり。医者の不養生もここに極まれりの感があります。

確かに私が乳がんになった背景には、忙しさからくる不摂生な生活、いい加減な食事（高脂肪の）、公私にわたる山のようなストレスがありました。

医者ですので、自分で「これは乳がんだ」と見立てたにもかかわらず、家庭内のトラブルや仕事に忙殺され放置してしまったのです。当時、自分の命より患者や仕事の方が大事だった。そして、これ以上放置できないところまで進行して、ようやく専門病院の門をくぐったのです。

担当医は私に「乳がんです。おわかりでしょうが」と、告げました。少しあきれたように。私は手術をしたくなかったので、全国の乳がんの専門医を3～4か所受診しましたが、手遅れですと言われ、観念して手術を受けました。が、治療方針に組まれていた、術後の再発予防のための抗がん剤治療・放射線治療は一切拒否しました。

抗がん剤がすべて無駄だとは言いませんが、全身の細胞に与えるダメージや免疫力の低下などデメリットが多すぎると考えていたからです。それまでの医者としての経験からも、こうした治療法には賛成できませんでした。

ちなみに主要な抗がん剤、放射線はいずれも活性酸素の力を借りてがん細胞を殺します。どうしても健康な細胞を傷つけてしまい、新たながん細胞発生の危険もはらんでいます。

担当医は、「再発しても知りませんよ」と言いたそうでした。私が医者でなければ、そう言っていたでしょう。

食べ物が血となり肉となり、薬となる

そして術後の治療は、食事療法やサプリメント、さまざまな代替療法をとりいれた、今でいう統合医療を行いました。

こうした方法を自らの体で試しながら、私はヒトの体のメカニズムの精巧さ、自然治癒力のすごさを実感しました。清浄な食べ物が自らの血と肉になっていく。正しく消化吸収され、不用なものだけがきちんと排泄されていく。食べたものが薬のように傷ついた箇所を修復していく。何の苦痛もストレスもありません。

結果は大成功だったと思います。結果私は、乳がんの手術後約10年、再発を免れ、心地よい健康を手に入れています。

そうして東京の品川の高輪に、統合医療のクリニックを開院しました。来院した患

者さんたちの多くが、現代医療に見放された、あるいは現代医療を見限った方達です。およそ病院とはかけはなれたクリニックの佇まいに、はじめは多くの患者さんは驚きますが、「田舎の親戚の家に来たみたい」とリラックスできる「いやし」のクリニックです。

本書で紹介している食べる水素も、私のクリニックの一押しサプリメントです。現代人の健康をむしばむ活性酸素を、きわめてストレートに、そして無害に除去してくれる物質が食べる水素だからです。

腸内細菌のバランスが狂うとインスリンの効きが悪くなる

腸内環境と生活習慣病の話に戻りましょう。

大腸がん、乳がんだけではなく、腸内環境の悪化は多くの生活習慣病と関係があります。糖尿病はその代表的な病気と言っていいでしょう。

この病気のカギとなるのがすい臓のB細胞から分泌されているインスリン。細胞がブドウ糖を取り込むために働くホルモンです。糖尿病になるとインスリンが減少、あるいは細胞がインスリンをうまく受け付けなくなって（インスリン抵抗性）、ブドウ糖が血中にダブつくようになります。これが高血糖で、ダブついた糖は次第に体中で悪さをするようになり、壊疽や腎症、網膜症など恐ろしい合併症を引き起こします。

最近の研究で、糖尿病患者では、高脂肪の食品が腸内細菌のバランスを狂わせ、有害物質を生み出していること、また本来は腸内にしか生息しない腸内細菌が血中に漏れ出ていることがわかりました。有害物質も腸内細菌も全身を巡りながら慢性の炎症を引き起こし、細胞におけるインスリン抵抗性を高めている、つまりインスリンの効きが悪くなり、糖の取り込みができづらくなっていることがわかっています。

一般的に糖尿病は、過食による肥満に関係していると思われていました。昔から贅沢病などといい、おいしいものの食べ過ぎが原因ではないかというわけです。それほど単純ではありませんし、やせ形でも糖尿病になる人はいます。しかし研究の結果、高脂肪食が糖尿病の症状を引き起こしているのは、1つの事実のようです。

高脂肪食がすい臓のB細胞を壊している?

糖尿病には1型と2型があり、発症原因や治療法には違いがあります。しかしいずれもすい臓のB細胞のインスリン分泌が低下していること(1型は全く分泌できない場合も)は共通しています。B細胞が何らかの原因で損傷を受け、分泌不全に陥っているのです。

最近の研究で、B細胞を傷つけている物質としてある種の脂肪酸が注目されています。まだ動物実験の段階ですが、パルミチン酸という飽和脂肪酸の一種がB細胞の機能を阻害することが報告されています。

またパルミチン酸は、それ自体がB細胞を傷つけるだけでなく、免疫細胞の一種であるマクロファージをB細胞に呼び寄せます。B細胞にはたくさんのマクロファージが集結し、炎症を起こしてB細胞を傷つけます。B細胞、パルチミン酸、マクロファージは相互に刺激し合い、炎症の悪循環が起こります。この炎症の悪循環がやがてB細胞を破壊し、糖尿病発症に至るのではないかと考えられています。

マクロファージが炎症を起こす際に放出するのは、ここまで繰り返し登場している活性酸素です。体内で起きる炎症の多くに活性酸素は関わっているのです。

パルミチン酸はパーム油、ショートニング、バター、ラードなどに多く含まれる脂肪酸です。本来は代謝が早く、長時間体内には留まらないと考えられていましたが、意外な悪玉にもなりうるようです。

なぜパルミチン酸がそのような働きをするのかはまだわかっていません。しかし高脂肪食（が招いた肥満）によって、全身における慢性的な炎症を引き起こしているのはよく知られています。多すぎる脂肪は、糖尿病においても重要なファクターと言って間違いないでしょう。

脳梗塞、心筋梗塞も腸の汚れから生まれる

厚労省の人口動態統計によると、日本人の死因の1位は悪性新生物、つまりがんです。2位が心臓疾患、3位が肺炎、4位が脳血管疾患です。

がんは1981年以来、独走の1位。当分変わりそうもありません。

2位の心臓疾患と4位の脳血管疾患は、心臓と脳という別々の臓器ではありますが、ともに血管の病気であり、動脈硬化によって発症します。この2つを合わせるとがんとほぼ同数です。脳や心臓の動脈硬化とは、脳卒中や心筋梗塞などのことです。

若い頃、血管はしなやかで伸縮しやすく、心臓から押し出される血液を全身の細胞に運びます。そこには酸素や栄養分がたっぷり含まれていて、細胞の新陳代謝が行われます。

しかし40代、50代になると、血管の内側にはコレステロールや中性脂肪などがたまり、内部が狭くなります。コレステロールは脂質の一種で、本来は細胞の材料になる物質ですが、量が多すぎると血管壁にこびりついたり潜り込んだりして血管を傷つけます。また活性酸素によって酸化し、過酸化脂質となって血管を劣化させていきます。

こうして血管は次第に硬くゴワゴワした状態になり、血栓を作ったり、破れたりしてきます。これが動脈硬化です。動脈硬化が脳で起これば脳梗塞に、心臓で起これば心筋梗塞になります。

最近は健康診断で早い時期から初期の動脈硬化の診断がなされるようになりました。それでも脳梗塞や心筋梗塞の死者は減っていません。

それはやはり動物性の脂質をたくさん摂るようになり、食物繊維の多い日本食を食べなくなったことで、腸内環境が悪くなっているのが大きな原因と考えられています。加えて喫煙、不規則な生活、ストレス、運動不足などで活性酸素が大量に発生し、腸内細菌のバランスも悪くなっているからです。

糖尿病の項でご紹介したように、腸内環境が悪化すると、悪玉菌が生成する有害物質や、本来腸にしかいないはずの腸内細菌が血管に漏れ、慢性的な炎症を引き起こします。このことも動脈硬化の原因になっています。

脳の健康は腸が守っている

腸内環境がヒトの健康に及ぼす影響は、脳にも及びます。第1章で、セロトニンやドーパミンの合成には、腸からその前駆物質が送られることが必要であると述べましたが、他にも様々な脳内物質の材料が腸から供給されていることがわかってきたからです。

「小腸は脳の支配をうけない」とも述べましたが、こと大腸に限っては、脳と腸とは神経系やホルモン等を通じて密接に情報伝達を行っていることがわかってきました。

最近では「腸―脳相関」という言葉が使われるようになっています。「脳―腸」ではなく「腸―脳」、つまり腸の方が上であることもミソですね。

たとえばセロトニンは、幸福ホルモンと言われていますが、うつ病になるとこのホルモンが非常に少なくなっていることが知られています。

セロトニンはその前駆物質トリプトファンの転じた5HTPが、ドーパミンは前駆物質フェニルアラニンが、またGABA（睡眠、安心感をもたらす）は前駆物質グルタミンが必要であり、それは腸から供給されています。これらの物質の生成は腸内細菌が担っているので、いかに腸内環境を整え、善玉菌優位のバランスにしておくかが、脳の健康にとって重要なことなのです。

こうした研究の中で今最も注目されているのが、アルツハイマー病（認知症）と腸内細菌の関係です。今日本では、400万人を超える認知症患者が存在します。高齢化に伴い患者数は増加しており、2025年には700万人を超えると推計されています。

認知症は、その半数以上がアルツハイマー型です。この病気は、脳にアミロイドβというたんぱく質が蓄積し脳細胞を破壊していくため、患者は様々な機能を失っていきます。未だ効果的な薬も治療法もありません。

腸内細菌のバランスが認知症の発症にも改善にも関わっている

現在日本内外の研究機関で、認知症予防や治療法の研究が盛んに行われています。研究対象として最も注目されているのが、驚くべきことに腸内細菌です。まだマウスを使った実験レベルですが、認知症、特にアルツハイマー病に関わる物質と腸内細菌が密接に関わっていることがわかってきました。

たとえばアメリカのルイビル大学では、ある腸内細菌がもつ遺伝子がアルツハイマー病やパーキンソン病の発症に関わっていることを報告しています。

日本の研究では、腸内細菌を持たないモデルマウスには、常在菌を持つマウスより、アルツハイマー病に関わる物質が多いことも報告されています。多くの研究者が、この病気の原因が、腸内細菌にあるのではないかと考えているわけです。

アルツハイマー病の原因を担う細菌は何なのか。改善する細菌は何か。原因が腸内細菌にあるのなら、予防法、治療法もそこから導き出せます。その細菌が何なのか特定されれば、この病気を治す方法、予防する方法が明らかになるかもしれません。

現在はっきりしているのは、アルツハイマー病患者は腸内で善玉菌が減り悪玉菌が増えていること、便秘症が非常に多いことです。逆に腸内細菌が善玉菌優位な人はアルツハイマー病にかかりにくいことがわかってきたため、高齢者の食生活に食物繊維を取り入れることを推奨する動きが盛んになってきています。

アルツハイマー病の治療法として研究されていること

アルツハイマー病患者の脳では、アミロイドβというたんぱく質が沈着し、老人斑を形成しています。このたんぱく質は脳に溜まると活性酸素を発生させ、神経細胞膜を破壊していきます。

この現象は、実は老人特有のことではありません。若い時から誰の脳でも起こっていることです。しかし若い時は、酵素などの抗酸化物質や免疫細胞が、さっさとアミロイドβを分解し除去してくれるので、神経細胞は維持されています。

それが高齢化などで除去能が衰え、分解が追いつかなくなると、アミロイドβは蓄積されていきます。発生した活性酸素は神経の細胞膜を破壊し、組織ごと脱落させてしまいます。

某大学医学部で行われた実験で、アミロイドβを培養した細胞に添加したところ、発生したのはヒドロキシルラジカルでした。この物質は活性酸素の中でも最も攻撃性が高いため、脳神経に対するダメージも大きくなります。

進行したアルツハイマー病患者の脳は萎縮し、ところどころ大きな穴が開いた状態になっていることがあります。その暗い穴をみると、活性酸素の破壊力に戦慄さえ覚えます。

今のところ、この病気を治す薬や治療法は確立されていませんが、活性酸素を除去する物質として水素の研究が進められています。水素は活性酸素と結びつき(還元)、この凶暴な物質をただの水に変えてしまいます。

水素は極めて小さな物質で、脳血管関門もするりと通過し、細胞の中にも容易に浸透します。全身のあらゆる箇所に到達し、活性酸素と結びついて還元作用を発揮し、その害を除去してしまいます。水素研究が進展し、アルツハイマー病の治療法として確立されることを強く期待しないではいられません。

アレルギー疾患を引き起こすのは腸内細菌のバランスの乱れ

アレルギー疾患にかかる人が急増しています。食物アレルギー、アトピー性皮膚炎、喘息など何らかのアレルギー疾患にかかっている子供は約40%。大人は3人に1人が花粉症だそうです。

原因は生活環境の変化と言われていますが、これが見事に腸内環境にも反映されており、アレルギー疾患急増の要因と言われています。

62ページで、先進国のヒト、特に都会人は腸内細菌の種類が減っていると述べました。日本も同様ですが、特に腸内細菌の種類が少ない子どもが多く、アレルギー疾患になりやすいことがわかってきました。

理由は衛生的すぎる生活環境。子供を雑菌から守りすぎ、何かというと殺菌しろ、抗菌グッズだと育ててきたため、体内に多様な微生物を取り込む機会が減ってしまったためではないかと言われています。

ヒトは多様な微生物に接触することで、一部は腸内細菌として体内に取り込み、一部は免疫の記憶になります。そうやってヒトは免疫力を高めているのですが、現代人、特に今の子供たちにはその機会があまりに少ないようです。結果、腸内細菌の種類が不足し、バランスがとれず、無害なものにまで過剰反応するアレルギー疾患が増えていると考えられます。

また風邪などの感染症治療に使われる抗生剤も、腸内細菌を殺してしまうことが問題になっています。腸内細菌の中には、過剰な免疫反応を抑える細胞を育てるものもあります。そうした多種多様な細菌がいることで正常な免疫力は成立します。ところが乳幼児の頃から抗生剤を頻繁に使っていると、免疫反応に偏りが生じ、アレルギー疾患を発症するのではないかと言われ始めています。

何事も「過ぎたるは及ばざるがごとし」。医療においてもあてはまる言葉です。

抗生物質は腸内細菌を殺しているかもしれない

現在、アレルギー疾患増加の陰に抗生物質という薬の影響があるのではないか、という説が浮上しています。

細菌に接触すると殺してしまう、その最たる例が抗生物質です。感染症の原因菌を殺すこの薬は、かつては風邪をひいた時などでも広く使用されていました。誰もが「抗生剤(の注射)を打ってもらおう」等と普通に言っていたものです。

ただし風邪はウィルス性なので原因の病原体には抗生剤は効きません。その後「抗生物質は風邪には効かない」と盛んに言われるようになりました。

下火になった抗生剤ですが、今頃になってその弊害がささやかれ始めています。「抗生物質が重要な腸内細菌を殺してしまったのでアレルギーが増えたのではないか」というものです。

アメリカでは、幼い頃の抗生物質の投与が重要な腸内細菌を死滅させ、アレルギー(特に喘息)疾患の増加を招いているという大規模な調査結果が発表されています。

「重要な腸内細菌」の1つとしてとしてクローズアップされているのが、クロストジウム属細菌。免疫細胞の一種の制御系T細胞の産生に大きく関わっている細菌です。制御系T細胞は、過剰な免疫反応にブレーキをかける働きをしており、アレルギーだけでなく、関節リウマチや炎症性大腸炎などの自己免疫疾患においても重要視されています。

「活性酸素が引き起こす炎症」を止めるには

すべてのアレルギー疾患に共通なのは、食物や花粉など何の害もないものに免疫が過剰に反応すること。食物アレルギーであれば卵や牛乳、大豆などの食物、アトピー性皮膚炎ならばダニやほこり、花粉症は杉などの花粉に、好酸球や好中球などの免疫細胞が激しく反応して炎症を引き起こします。

自己免疫疾患では対象が自身の組織です。関節リウマチでは関節の滑膜に、潰瘍性大腸炎では腸の粘膜に免疫の過剰反応が起き、繰り返し炎症が起きています。

アレルギー疾患における炎症は、免疫細胞が誤認攻撃する際にまき散らす活性酸素が原因です。例えば花粉症でも、好中球とマクロファージは、細菌や異物を食べて、活性酸素の過酸化水素を発生させます。またスーパーオキサイドやヒドロキシルラジカルなども発生します。これらの活性酸素が、ヒトの皮膚や粘膜など様々な組織に炎症を起こすのがアレルギー疾患、自己免疫疾患です。

根本原因は免疫の異常ですが、炎症を止めるには活性酸素を中和することが必要です。

腸をきれいにして若さを保つ

年をとることは誰も避けられません。生物が老いていくのは自然の摂理であり、ヒトもその摂理から逃れることは不可能です。

ではヒトは成長の段階でいつから、何歳で、どのような状態であればベストなのか、正解があるのかといえば答はNOです。何となく20代が肉体としては最高の状態ととらえ、そこから徐々に衰えが始まる、と考えられています。

しかし老化はヒトによってあまりに違います。40才、50才になっても若々しくはつらつとしている人もいれば、実年齢よりずっと老けた人もいます。つまり老化はあまりに個人差の大きいものだと言えるでしょう。

そして脳を含めて肉体的な老化に深く関わっているのも、やはり腸です。腸内環境の良し悪しは、老化の速度を決めると言っても過言ではありません。

ここまで述べてきたように、がんや糖尿病、動脈硬化などの生活習慣病も、認知症やうつ病、アレルギー疾患なども、腸内環境に大きく左右されています。

腸が健康で腸内細菌のバランスが整っていれば、前述のような様々な病気を遠ざけ、心も体もそしてお肌も健康で若々しくいられるでしょう。逆に腸が汚れ、便秘が続き、腸内細菌も悪玉に偏ってバランスを失えば、全身の健康状態が悪くなり、衰え、老化が進みます。

そして全身の組織、細胞を物理的に老化させるのは活性酸素です。活性酸素は腸内環境が悪化すると腸内、血管、組織、細胞と体のあらゆるものを酸化させ、傷つけ、劣化させて老化を促進します。

しかしそれらのメカニズムがわかれば、老化を防ぐことができます。腸内環境を整え腸内細菌のバランスを整えれば、活性酸素の発生を最少にすることができます。そうすれば様々な病気を防ぎ、老化の速度をゆっくりにすることが可能なのです。

そのためにできることはたくさんあります。難しいことではありません。次章からは、いよいよ腸をきれいにして活性酸素の発生を最小限にする方法をご紹介しましょう。

第3章

活性酸素を退治すれば腸はみるみるきれいになる

腸内環境を改善する食事

われわれの心身の健康を支えている腸は、悪化した生活環境や食事で汚れ、活性酸素が大量に発生することを防がなければなりません。

腸内環境を改善するためには、善玉菌優位になる食事がおすすめです。腸内細菌もわれわれが食べた食べ物を腸内で食べ、消化分解して生きています。善玉菌優位にするには、やはり善玉菌の好きな食べ物・食物繊維をしっかり摂ることです。

〈善玉菌の好物・食物繊維〉

食物繊維の豊富な食べ物といえば、次のよう

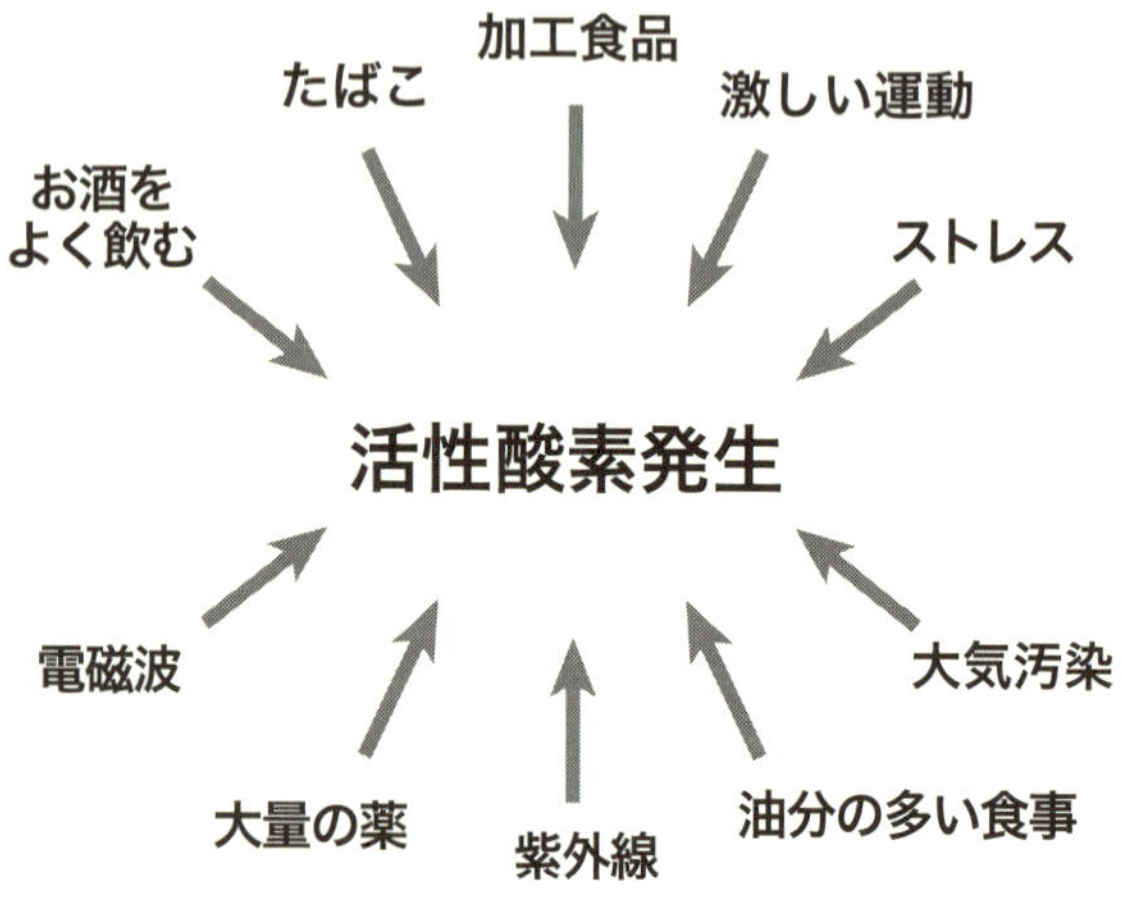

なものがあります。

主食では玄米や大麦、ひえ、あわ、等の雑穀類。ふだん白米を食べている人は、そこに玄米や雑穀を混ぜてご飯を炊きましょう。ある日突然玄米を主食にしようとしても、玄米は硬くて挫折する可能性があります。白米に少しずつ混ぜて食べてもいいでしょう。よくかんで食べることが大切です。

たんぱく質は大豆や豆製品を積極的に食べましょう。大豆は自然発酵した味噌、醤油、納豆、豆腐、油揚げなど様々な食品になっています。

野菜ではゴボウ、大根、レンコン、人参、モロヘイヤ等たくさんあります。根菜は総じて食物繊維が豊富です。イモ類は種類によりますが、糖質の多いじゃがいもよりは長芋、自然薯、サトイモなどがおすすめです。

ほかにもきのこ類、海草類などはカロリーも低く、たくさん食べても安心です。

ちなみに食物繊維は全て同じではなく、2種類に大別されます。1つは水に溶けやすい水溶性食物繊維、2つ目は水に溶けにくい不溶性食物繊維です。

水溶性食物繊維の特徴は胃腸内をゆっくり進み、糖の吸収をゆるやかにします。昆布やわかめなどの海草類、きのこ、こんにゃく、野菜、イモ類などがそれです。

不溶性食物繊維は、名前の通り水に溶けにくく消化吸収されにくいのですが、それが特長となって腸内の不用なものを抱え込み、便となって排泄します。大豆等の豆類、玄米や雑穀（皮付き）などがそれです。


〈善玉菌優位にする発酵食品〉


バランスの良い腸内細菌は善玉菌対悪玉菌の比率が2対1。善玉菌優位な状態にすることが大切です。そのためには直接乳酸菌を食べるのも有効です。

乳酸菌といえば、味噌、醤油、キムチ、漬物なども乳酸菌豊富な発酵食品です。ただし味噌、醤油は自然発酵のものを食べるようにしましょう。納豆は乳酸菌でなく納豆菌ですが、やはり腸内環境によい菌です。

よく「乳酸菌は消化酵素で死んでしまうから腸まで届かない」と言いますが、死んでも善玉菌のエサになるので効果はあります。「生きたまま腸まで届く」乳酸飲料はもちろん有益です。

ただし生きて腸まで届いても、悪玉菌をおしのけて新たな乳酸菌がごっそり植え代わる、とまではいかないようです。腸内細菌叢の縄張り意識は強力らしく、たくさん乳酸菌を食べても、既に住んでいた乳酸菌のエリアをわずかに広げる程度かもしれません。

それでも積極的に乳酸菌を摂取していると、便秘の解消やアレルギーの改善など徐々に体が変わってくるのがわかります。

悪玉菌を増やす食品をできるだけ避ける

第2章でご紹介したように、腸内環境を悪化させる食品として動物性のたんぱく質や脂質の多い食品があります。例えば牛乳やバター、牛肉、豚肉などがそれです。

こうした食品は、まず消化吸収に時間がかかり、腸内に長く留まって便秘の原因になります。大腸では腸内細菌の悪玉菌のエサになり、有毒なガスを発生させます。この過程で酸化が進み、大量の活性酸素を発生させてしまいます。

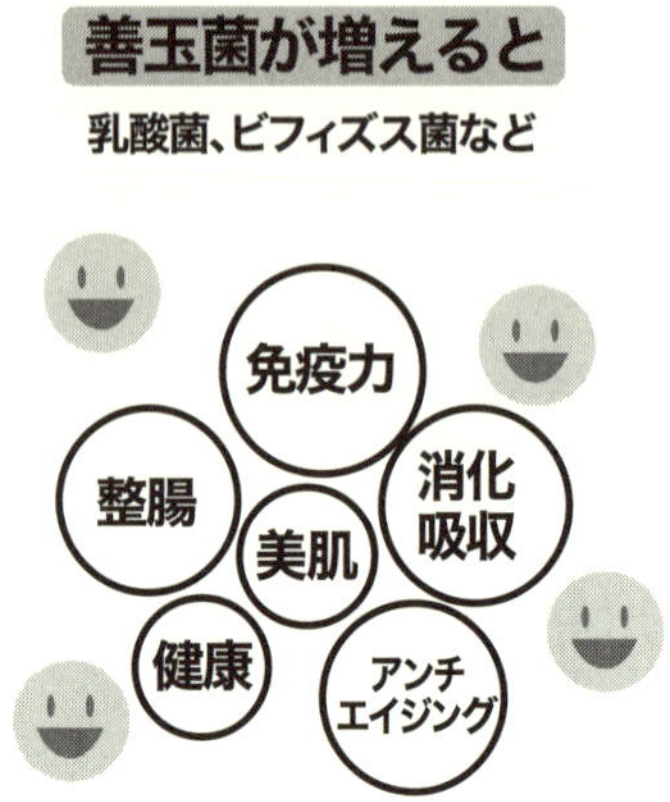
善玉菌が増えると
乳酸菌、ビフィズス菌など
免疫力
整腸
消化吸収
美肌
健康
アンチエイジング

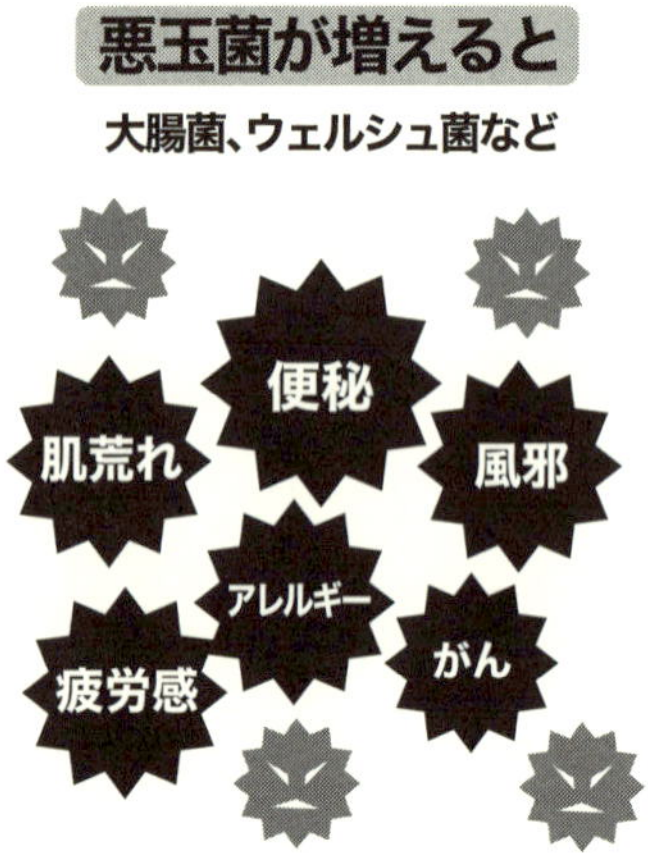
悪玉菌が増えると
大腸菌、ウェルシュ菌など
便秘
肌荒れ
風邪
アレルギー
疲労感
がん

動物性食品は全てダメというわけではありません。もともと肉の好きな人が突然食べなくなると、ストレスになります。「できる範囲で」「なるべく」「徐々に」食べないようにしてはいかがでしょう。

活性酸素を発生させる食品、嗜好品を避ける

腸内環境を悪化させる要因として、過度のアルコール、医薬品、化学合成添加物、加工食品等があげられます。

アルコールそのものが発がん物質であり、アセトアルデヒドという強い毒物を生成します。これが肝臓で分解されるときに活性酸素を発生させます。大量の飲酒は大量の活性酸素の発生を招いてしまいます。また日本人はアルコール分解酵素が少ない人が多いので、アセトアルデヒドが全身に回って様々な害を及ぼします。

医薬品の中には抗生物質のように、腸内細菌を殺してしまうものがあります。また抗がん剤の一部は活性酸素でがん細胞を殺す働きをしています。もともと毒性が強い薬が多いので、腸内細菌、腸の粘膜を傷つけてしまいます。

加工食品は、腐らないように、おいしく見えるように様々な化学合成添加物が入っています。中には有害なもの、活性酸素を発生させるものも少なくありません。またお弁当などには揚げ物が多く、脂質は酸化しやすいので腸には負担になります。

タバコは腸には直接関係ありませんが、口腔、喉、肺などの呼吸器で直接活性酸素を発生させて炎症を起こし、組織、細胞を傷つけます。ニコチンやタールは強い発がん性があり、前述のがんの最大原因になっているだけでなく、血液に乗って全身に届くため、腸にも毒性が及ぶのは間違いありません。

こうしたものは腸内環境を悪化させ、様々な病気の原因を招きます。可能な限り摂取しないようにしましょう。

活性酸素を除去する体内外の抗酸化物質

腸の汚れ、腸内環境の悪化は食事や生活環境の変化がもたらしたものですが、そこには必ずと言っていいほど活性酸素の発生があります。万病の元と言われるこの物質の問題は、日々大きくなっていると思います。

しかし我々の体には、活性酸素の害から身を守る抗酸化力という素晴らしい力が備わっています。それを担っているのが抗酸化酵素で、代表的なものにスーパーオキシドディスムターゼ（Superoxide dismutase）、略してＳＯＤがあります。ＳＯＤは、活性酸素のスーパーオキシドを無毒化してくれます。

スーパーオキシドは、細胞内部のミトコンドリアの中で発生する活性酸素です。ＳＯＤは、スーパーオキシドを過酸化水素と水に分解してくれます。

ただし分解された過酸化水素も、まだ活性酸素です。実は他にもカタラーゼとペルオキシターゼという抗酸化酵素が存在し、この２つが過酸化水素を酸素と水素に分解してくれるのです。この３つの酵素が連携して、スーパーオキシドを無害な状態にしてくれるというわけです。

これら抗酸化酵素の力が強力で、どんな活性酸素も分解してくれるならいいのですが、残念ながらそうではありません。ＳＯＤなどの酵素は加齢と共に減少し、抗酸化力も次第に衰えていきます。特に40代以降の衰えが著しいために、生活習慣病にかかる人が増えるのではないかと考えられています。

個人差もあるのですが、40代以降は老化が進み、体の機能が次第に衰え、病気にもかかりやすくなっていきます。

体内の抗酸化物質の減少を補う植物性抗酸化物質

ＳＯＤ等の抗酸化物質の減少を補う物質もあります。例えばビタミンC、ビタミンE。これらは抗酸化ビタミンと呼ばれ、主に野菜や果物から摂取できます。

ほうれんそうやカボチャなど緑黄色野菜に含まれるβカロテンやトマトで有名なリコピンなどのカロチノイドも重要な抗酸化物質です。

お茶のカテキン、タンニン、ブドウのアントシアニン、赤ワインのレスベラトロール、蕎麦のルチン、大豆のイソフラボンなどはポリフェノールの仲間です。ポリフェノールは植物の樹皮や皮に含まれる色素や苦み成分で、植物が強い紫外線から身を守るために作り出していると言われています。

これらの抗酸化物質は主に野菜等の食べ物から摂ることができます。

何かというと野菜をたくさん食べましょうと言いますが、それは野菜＝植物が生命維持のために作り出した多種多様の成分を持っているからです。

植物は動物と違って移動することができません。紫外線を浴び続け、活性酸素の害と戦いながら生きています。そのために、こうした抗酸化成分を作り出したのではないかと考えられています。

できるだけ無農薬、無化学肥料などの有機食品を選ぶ

私のクリニックでは、毎日の食事を大切にして頂くために食事療法をおすすめしています。病気を治すだけではなく病気にならない体を作り、未病の段階で発見し、早めに予防する。そして、食べ物によって体は作られることを再自覚してもらうとともに、とくに若い世代の方々に、自分のみならず子供たちや子々孫々にまで影響を与えることを認識して頂こうと思っています。

がんや糖尿病、その他の生活習慣病、あるいはアレルギー疾患などは、正しい食生活でかなりの改善が可能です。

私がお勧めしているのは、やはり肉や乳製品は食べない野菜中心の食事です。たんぱく質は大豆などの豆製品から摂ります。お米は玄米、あるいは雑穀です。こうした

食材は、基本的に自然農法や無農薬、無化学肥料のオーガニック食材です。

肉や乳製品、加工食品、化学合成添加物の問題は既に書きましたが、今日われわれがふだん当たり前のように食べているものは、健康上決して望ましいものではありません。それが腸の汚れに反映されています。

農薬や化学肥料も、化学合成添加物であり、特に農薬は殺虫剤、殺菌剤、防虫剤ですので、生物を殺す毒物です。法律上認められる範囲であっても、長期的な安全性については納得できるものではありません。

従って私は、可能な限り自然に近い栽培をした食材を食べることをお勧めしています。幸い今は、そうした食材が比較的楽に手に入れられるようになりました。ぜひ多くの方たちに、正しい食事をして腸をきれいにして頂きたいと思います。

不足分はサプリメントで補う

腸をきれいにするために、最も重要なのは食事です。

われわれの体は毎日食べる食べ物でできています。何をどう食べるかで体の状態が変わり、腸の状態もよくも悪くもなります。病気予防、健康回復のためには、できるだけバランスのよい、腸内の善玉菌が喜ぶものを食べて頂きたいと思います。

しかし忙しい現代人に、全てオーガニックの食品で毎日手作りの食事を、とは言いません。そんなことを真剣にやりすぎるとストレスになって、かえって脳や腸で活性酸素が発生してしまうかもしれないからです。できる範囲で、なるべく化学物資で汚染されていない食品を食べましょう。食物繊維をたくさん食べて、腸内をきれいにしましょう。

そして不足分は、サプリメント等で補ってかまわないと思います。特に菜食主義の方は足りなくなるものもありますので、注意が必要です。

現在市場には多種多様のサプリメントがあり、自分の健康状態にあったものを自由に選ぶことができます。ビタミン、ミネラル、食物繊維、乳酸菌、カロチノイド、ポリフェノール等、効能を調べてほしいものを選ぶことができます。しかし、中には内容成分がそんなに含まれていなかったりするものもあり、むやみにとるのではなく、サプリメントに詳しい医師に相談する方がいいと思います。

腸に効くとするサプリメントもたくさんあります。

ただ現在のようなサプリメント市場の状況では、おそらく種類が多すぎ、ほとんどの人が選びかねているのではないでしょうか。健康の悩みは1つとは限りません。がんも心配だし血糖値も高い。メタボもなんとかしたいし花粉症もひどい。尿酸値も上がってきたし髪の毛も薄くなってきたなど、誰もがいくつかの悩みを抱えているものです。

しかしほとんどの健康問題や病気には、活性酸素が関わっているのですから、抗酸化物質が有効なはずです。できるだけ広範囲に効果のある抗酸化物質で補えれば解決します。活性酸素の害をふせぐのは抗酸化物質ですが、その中でも最も強力と思われるのが水素です。

抗酸化効果の高い水素

数年前から、水素は大変注目されるようになりました。

以前から水素は工業分野で幅広く利用されていた物質です。石油精製や化学製品製造にとって水素は欠かせない存在でした。昨今は燃料電池の材料として重要性が増しています。

燃料電池はCO_2を排出しない、最終的には水しか残さない「究極のクリーンエネルギー」として今後ますます広まっていくでしょう。

その水素が、酸素と結びついて水になる、という性質から、健康医療分野で注目されるようになったのです。

中学の理科の時間に、水の電気分解という実験をやったのを覚えておられるでしょうか。水に電極を通してプラス極とマイナス極から電気を流すと、プラス極には水素が、マイナス極には酸素が発生するという実験です。水は分解すると酸素と水素に分かれることが、目で見てわかりましたね。この反応を逆にすると、酸素は水素と結びつくと水になってしまうのです。

苦手な理科の話のようですが、この反応は非常に興味深い結果です。水素は活性酸素とも結びついて、ただの水にしてしまうのです。

これまで活性酸素の害を消すのは、ビタミンや酵素などの抗酸化物質しかないと考えられていましたが、意外な救世主、水素というシンプルでストレートな元素がいたわけです。

ここからは、いよいよ水素という物質のユニークで頼もしい効果についてご紹介していきましょう。

その前に、物質としての水素の基本情報は次の通りです。

水素とは原子番号1番、元素記号はH。英語でhydrogenium。常温常圧では無味無臭の気体。水素と言った時には一般的にH_2、つまり水素原子が2つくっついた水素分子をさします。身近なところではH_2O、つまり水を構成する元素です。

水素は宇宙で最も軽く、最もたくさん存在する元素です。地球が属する太陽系の中心・太陽はその約73%が水素でできています。非常に小さな物質ですが、存在感は際立っています。

活性酸素による「酸化」と水素による「還元」

第2章では活性酸素ががんや生活習慣病、アレルギーや認知症等の発症や進行、また老化に深く関わっていることを述べました。そして腸内環境の悪化した腸、汚れた腸では活性酸素が発生していることを述べました。

活性酸素は、電子が欠けて不安定になっていることから、周囲の電子を奪って安定しようとします。この電子を奪うことが「酸化」という現象で、物質をサビつかせ、傷つけ、劣化させます。

一方水素は活性酸素にふれると電子を与えます。これが「還元」という現象で、その結果、活性酸素は無毒になり、ただの水となって姿を消します。

水の電気分解の実験の話を紹介しましたが、その逆、水素と酸素から水を作る実験をご存じでしょうか。

水素も酸素も気体なので、気体と気体を混ぜて液体ができる現象は不思議ではあります。しかし実際にそれなりの実験道具を使って、気体の水素と気体の酸素を混ぜてエネルギーを加えると、ボンっと激しく反応して水ができます。この実験は、中学、あるいは高校の理科や化学の時間に行われています。ただ慎重にやらないと爆発につながるので、ひょっとしたら最近の学校では、危険であるとして行われないかもしれません。

もちろん純粋な元素同士を反応させる実験と異なり、水素を体内に入れても爆発することはありません。体内ではもっとゆっくりじわじわと反応が進むため、結果も穏やかです。

よい活性酸素？ 悪い活性酸素？

ここまで活性酸素の害について述べてきましたが、全てが有害というわけではありませんので、少し弁護もしておきましょう。

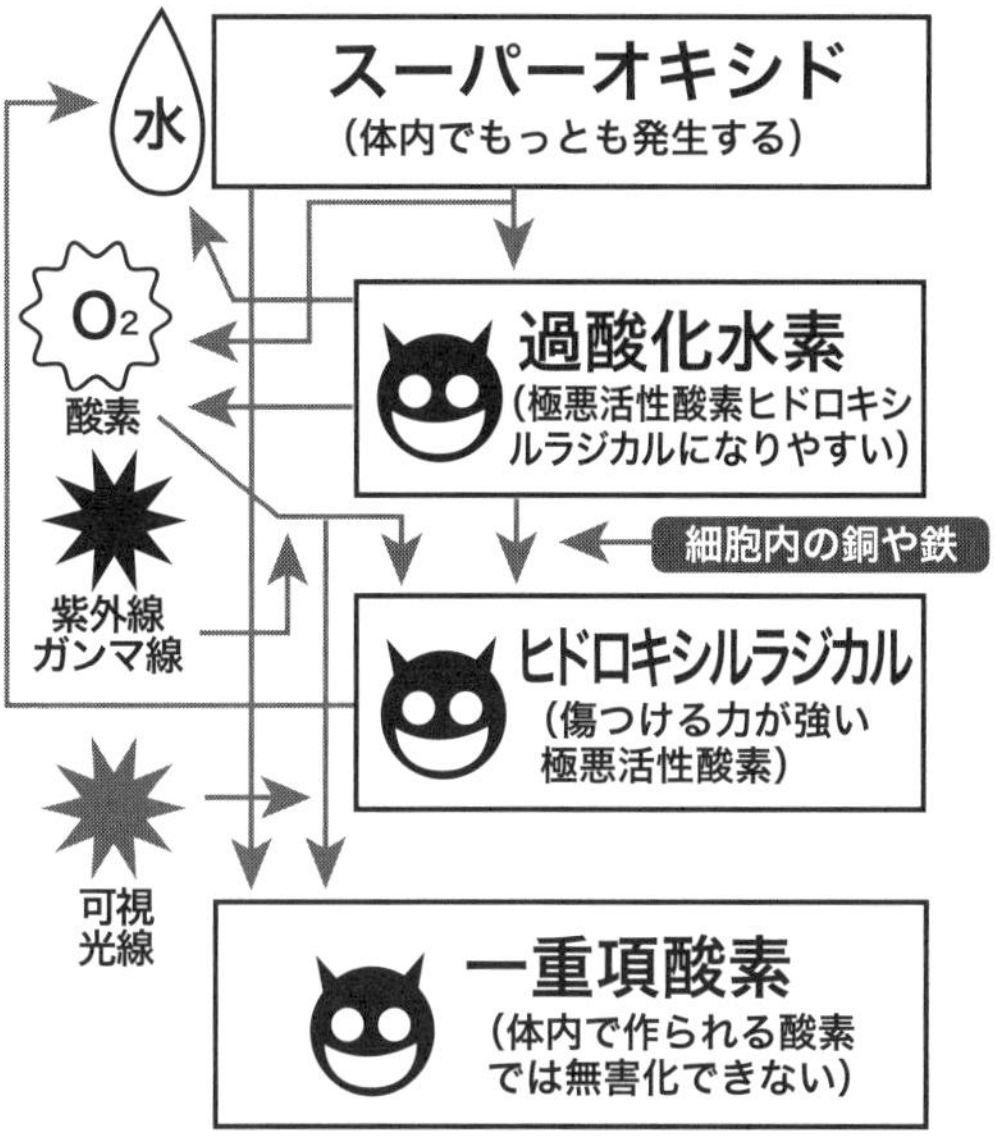

第2章で述べたように、代表的な活性酸素は4種類。スーパーオキシド、過酸化水素、一重項酸素、ヒドロキシルラジカルです。これらの活性酸素はバラバラに発生するものもあれば、形を変えて他の活性酸素に変わるものもあります。

体内で最もたくさん発生し、かつ最初に発生するのはスーパーオキシドという活性酸素です。この物質が電子を失うと過酸化水素に変わります。

スーパーオキシドと過酸化水素は、体に侵入する細菌等を殺すために白血球が出す物質で、体を守る働きをしてくれます。殺菌という点では不可欠な物質です。

ただ細菌だけでなく周囲の細胞も傷つけてしまうので、両刃の剣といったところです。それでもこの2つの活性酸素は、ヒトにとってなくてはならない存在です。

ただし過酸化水素は、細胞内の銅や鉄などのミネラルを触媒にしてヒドロキシルラジカルに変わってしまうので油断はなりません。

ヒドロキシルラジカルは、4つの活性酸素の中でもっとも凶暴な性質を持っていて、遺伝子に傷をつけて発がんを招く犯人だとされています。

一重項酸素は、紫外線がもたらす活性酸素です。われわれが日光を浴びると、日光の中の紫外線が皮膚でこの活性酸素を発生させます。表面的には日焼けという反応ですが、皮下ではコラーゲン、エラスチン等のたんぱく質を酸化させ、シミ、シワの元になります。頭皮では毛根周辺と毛母細胞を傷つけて抜け毛、薄毛の原因になります。老化を進める張本人です。

このヒドロキシルラジカルと一重項酸素が、特に悪い活性酸素ということができます。

ヒドロキシルラジカルの悪行三昧

活性酸素の中の最強の活性酸素。活性酸素の最終形であるヒドロキシルラジカルは、過酸化水素が変質する場合もあれば、酸素からいきなりこのかたちになる場合もあります。繰り返しますが、非常に酸化力が強く、あらゆるものを傷つけます。

特に糖、脂質、たんぱく質、核酸（DNA、RNA）といった体を作る成分を酸化してしまうので、影響が全身に広がってしまいます。

例えば細胞のがん化は、ヒドロキシルラジカルが核酸（DNA、RNA）を傷つけて突然変異を起こすことがきっかけだと言われています。糖尿病、動脈硬化などの生活習慣病、認知症、アレルギーなどの難病にも、発症から症状の悪化まで、やはりヒドロキシルラジカルが深く関わっています。

例えば糖尿病では、悪玉腸内細菌が血中に漏れ出し、それが作り出した有害物質とともにインスリンの働きを阻害していることがわかっています。悪玉菌優位で汚れた腸では、ヒドロキシルラジカルなどの活性酸素が発生し、腸内環境をさらに悪化させています。

糖尿病においてもう1つ大きな問題は、細胞に吸収されない糖とたんぱく質が結びつく糖化という現象です。糖化たんぱくは本来のたんぱく質としての働きができず、血管などを正常に作ることができません。素材としては不良品です。血管は劣化し、動脈硬化が進行し、糖尿病の合併症でもある心筋梗塞や脳梗塞の原因となります。

この時、糖化たんぱくの生成を促進しているのがヒドロキシルラジカルであり、劣化した血管を傷つけるのもまたこの悪玉活性酸素です。

ちなみに糖尿病の検査の指標であるヘモグロビンA1cとは、ヘモグロビンというたんぱくが糖と結びついたものです。

ヒドロキシルラジカルが脂質を酸化してしまうのも大問題です。われわれの細胞は全て細胞膜で包まれ、守られています。細胞膜は脂質でできているので、これが酸化、劣化することは細胞の生命の存続に関わります。しかも脂質の酸化は連鎖していくため、ヒドロキシルラジカルが消えても酸化だけは続いていくのです。

代謝の活発な細胞は不良品で、かつ長く留まる糖化たんぱくに傷つけられやすく、人工透析になったり、目が見えなくなったり、インスリンの分泌が低下したりと、様々な深刻な症状を引き起こします。

最強の抗酸化物質・水素

前述の糖化たんぱくに関する研究は非常に盛んになり、病気や老化現象を表すものとして大変注目されるようになりました。

糖化たんぱくは、糖尿病だけでなくがん、動脈硬化、アルツハイマー病、神経障害、網膜症などを引き起こします。なにしろたんぱく質が含まれていない細胞や組織はありません。従って全身のあらゆる病気や老化現象に、糖化たんぱくが関わっているとみなして間違いないようです。

さらに悪いことに、糖化たんぱくは、生体の材料としては不良品であるにもかかわらず長く体内に留まるため、細胞などの組織はそのダメージを蓄積しやすいのです。

特に腎臓の糸球体、目の網膜細胞、ランゲルハンス島のβ細胞など代謝の活発な細胞がダメージを蓄積しやすいのです。

こうした現象を引き起こすヒドロキシルラジカルを、何とか無害化しなければならないのですが、困ったことに体内の抗酸化酵素や外から摂り入れたビタミンなどの抗酸化物質では、質的にも量的にも太刀打ちできません。

そこで登場するのが、ここまで繰り返し紹介した抗酸化の救世主・水素です。この原子番号1番のシンプルな元素が、中学生の理科レベルで理解できる簡単な化学式で、ヒドロキシルラジカルの毒性を無害化してくれるのです。酸素に水素で水です。意外というほかはありません。「青い鳥は近くにいたのね」という感じです。

$$2H_2 + O_2 \rightarrow 2H_2O$$

ちなみに水はH_2Oで、水素原子が2つ、酸素原子1つでできています。しかし酸素や水素は単体で存在することはなく、いずれも原子2つで分子になっているため、化学式は、どうしても前述のように水素分子（原子2個セット）が2つ必要になってしまいます。理屈は酸素と水素で水になる、活性酸素は消滅するということです。

腸の活性酸素を除去すべき理由

それでは体の中で、集中して活性酸素を消去したいのはどこでしょう。

それはやはり「腸」です。

第1章でご紹介したように、腸はヒトという生物の生命の根幹です。動物全ての基本、ひな形と言っても過言ではありません。ヒトを含め全ての動物は、腸という基本的なシステムから進化し、派生したものです。

簡単におさらいすると、まず小腸は、今「第二の脳」と言われています。驚くべきことに、小腸は脳の命令を受けずに消化吸収の全てを司り、独自の判断で働いています。消化器系のみならず、全身の免疫の中心的存在であり、全身に必要なホルモン生産に関わる内分泌系の組織でもあります。その仕事ぶりは的確で俊敏で無駄がありません。

一方大腸は、膨大な数の腸内細菌に住処を提供し、彼らの多彩な能力を活用して全身の機能と健康維持に努めています。腸内細菌、腸内フローラは今最も医学研究が盛んな分野で、ここから様々な病気予防や治療の新しい道が開けていくだろうと言われています。

また、これまで指摘してきたとおり、体の中で最も重要な臓器である腸が、食事や生活習慣が原因で非常に汚れ、活性酸素が大量に発生しています。脳までを含めた全身の健康のために活性酸素を除去するなら、まずは腸です。また腸をターゲットにすると、結果として全身の活性酸素除去につながるので一石二鳥です。

ヒドロキシルラジカルの弱点を突く！

代表的な活性酸素はスーパーオキシド、過酸化水素、一重項酸素、ヒドロキシルラジカルの4つ。この中で、とにかく退治したいのがヒドロキシルラジカルだというのはおわかりだと思います。

最も凶暴で酸化力の強い活性酸素ですが、1つ弱点があります。それは手当たり次第に周囲を酸化しようとするので、抗酸化物質ともすぐくっついてしまうことです。

ヒドロキシルラジカルは発生すると、周囲の糖、脂質、たんぱく質、核酸などを「瞬時に」とらえて酸化しようとします。そこに抗酸化物質があれば、すぐに吸着します。それが水素であれば、前述のように、たちどころにただの水になって消滅（水の一部になる）してしまうのです。これは、いわばヒドロキシルラジカルの凶暴さを逆手に取った作戦です。これがほかの活性酸素ではこうはいきません。

今「瞬時に」と記したのは、ヒドロキシルラジカルという物質が、非常に寿命が短く、発生するとすぐに消えてしまうから。消えてしまうと言っても無くなるわけではなく、他の物質に変化してしまいます。つまりヒドロキシルラジカルが悪事を働く（周囲を酸化する）のは極めて短い時間なので、「瞬時に」これとくっつく抗酸化物質が有効です。

ヒドロキシルラジカルの「瞬時の」酸化に対抗できるのは、やはり瞬時の還元ができる水素が最適です。次章からは、ヒドロキシルラジカルを退治する水素、そのサプリメントである水素焼成サンゴ末についてご紹介してみます。

第4章

ヒドロキシルラジカルを「食べる水素」が消去する

水素には4つの力がある

体内で発生し、あらゆるものを酸化する活性酸素。それを速やかに消去する水素は、最強の抗酸化物質です。その力を詳しく見てみましょう。

① ヒドロキシルラジカルを無害にする

水素という物質の最もすごいところは、最強の活性酸素ヒドロキシルラジカルをあっさりと無害化してしまうところです。

ヒドロキシルラジカルは周囲のものを手当たり次第に酸化してしまうのですが、相手が水素だと同時に還元されてしまい、消滅します。あとに残るのは何の害もない清らかな水だけ。水が生体にとって有益だとしたら、水素は、ヒドロキシルラジカルを有益な水に変えてしまうと言っていいかもしれません。

どんな抗酸化物質も、これほど効率よくヒドロキシルラジカルを無害化できるものはありません。

② 非常に小さいのでどんなところへも入っていける

水素分子は極めて小さく、世界最小どころか宇宙で最小です。単位は0・1ナノメートル。千万分の一ミリです。直径0・001ミリと言われるミトコンドリアの一万分の一。小さすぎてイメージがわきませんが、とにかく小さい。

そのため、次の特徴である水溶性、脂溶性と合わせ、どんなところにも入っていけるという特徴を持っています。

水素はミトコンドリアよりも1/10000も小さい

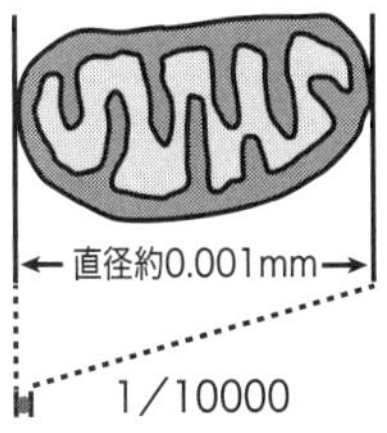

③ 水にも油にも溶ける

水溶性、かつ脂溶性。つまり水にも油にも溶けるのが特徴です。

細胞とは、細胞膜が脂質、内部の細胞質は水溶性です。細胞内部にもさらに細胞核があり、これも脂質の膜に包まれています。生命の設計図である遺伝子は、このように大切に守られているわけです。

水素は脂溶性、つまり油に溶けるので細胞膜脂質を通り抜け、細胞内に入り込むことができます。水溶性の細胞質にも入り込めます。

一方抗酸化物質のビタミンCなどは水溶性なので、細胞膜を通り抜けられず、細胞内部に入ることはできません。逆にビタミンEは脂溶性なので、細胞膜は通り抜けられても、細胞質には入れないのです。

体中どこへでも移動して細胞に入り、さらにその中のミトコンドリアにも入り込めるのは、水素の大きな特徴です。

④ 体のすみずみに届く

非常に小さく水にも脂にも溶ける水素。こうした性質を持つため、体のすみからすみまで、届かないところはありません。60兆個と言われる全身の細胞に届き、その内部のミトコンドリアに入り、活性酸素と結びついてこれを無害にすることができます。

特に水素が血液脳関門を通り抜けるのは、特筆すべき点です。血液脳関門とは、脳神経を有害なものの侵入から守る関所で、糖や脂質は通るものの、有益であっても入り込めないものがたくさんあります。

この組織はまだ多くの謎に包まれており、通過できるものとできないものの明快な基準は不明とされています。小さいものなら通るとは限らないようです。そのため脳の治療薬でも通らないものがあり、研究者たちを悩ませています。

その点水素はこの関所を通り抜け、脳の血管や神経細胞に到達します。そして発生しているヒドロキシルラジカルなどの活性酸素を消去することができます。

このことは、活性酸素が関わっているアルツハイマー病やパーキンソン病などの脳の難病に、水素が有効であることを示しています。既に動物実験では、水素がパーキンソン病の進行を抑止したという報告が多数あり、人での有効性が期待されています。

すぐ気化してしまう水素

高い抗酸化力で活性酸素、その中でも特に有害なヒドロキシルラジカルを消去する水素。これまで内外から続々と研究成果が上がり、『ネイチャー・メディスン』など世界的な学術雑誌に掲載される論文も増えています。

ただ1つ難題だったのが製品化。それをどういう形にすれば、たくさんの人に試してもらえるかです。

恐らく多くの方は、水素といえば「ああ、水素水ね」と答えるのではないでしょうか。水素のサプリメントとして最も普及しているのが水素水、水素を水に充填したものだと思います。多くは各地の銘水やミネラルウォーターに水素を入れたもので、少しだけ付加価値を付けてあるようです。

水素は常温では気体です。研究室では水素をボンベなどに詰め、専門用具を使って気体のまま使用します。しかしこれを家庭に持ち込むのは無理があります。苦肉の策が水素充填水、つまり水素水ということなのでしょう。ペットボトルやパウチパックが多いようです。

それでも水素はたちまち気化してしまいます。厳重に密閉したボトルやパウチパックからでも、蓋を開けたとたんにかなりの水素が逃げてしまうことは明らかです。一度にすべてが消えるとは言いませんが、水に充填する方法はいかにも効率が悪い。

水素という物質の抗酸化力を知るに付け、何かいい方法はないかと以前から思っていました。

そこに登場したのが水素焼成サンゴ末です。

「食べる水素」は気化しない

水素焼成サンゴ末とは、天然の白珊瑚に水素分子を定着させたもの。定着させる方法は焼成という特殊な加工法であり、もはや気化することはありません。珊瑚という天然ミネラルが凝縮したものを利用して、水素を固形化したものと考えて頂ければいいでしょう。

こうしてたくさんの水素分子を定着させた珊瑚を粉砕し、カプセルに詰めた水素のサプリメントが水素焼成サンゴ末です。いわば「食べる水素」。水素研究に携わる人々が試行錯誤を繰り返して、ついに到達した貴重なサプリメントです。

水素の抗酸化力を維持しながら、いつでもどこでも飲める手軽さがいいと思っています。

サンゴが水素を吸着

サンゴは小さな孔が無数に空いた「多孔質」構造の生物です。本体はイソギンチャクのような小さな動物で、海中で成長する過程で海水からカルシウムなど様々なミネラルを吸着し、次第に大きな骨格の体を形成していきます。

われわれがサンゴと呼んでいるのは、サンゴという動物の骨であり、海底生物が集まって生態系を作る森のようなものです。その表面には植物性のプランクトンが棲み、光合成をして酸素を作り出しています。

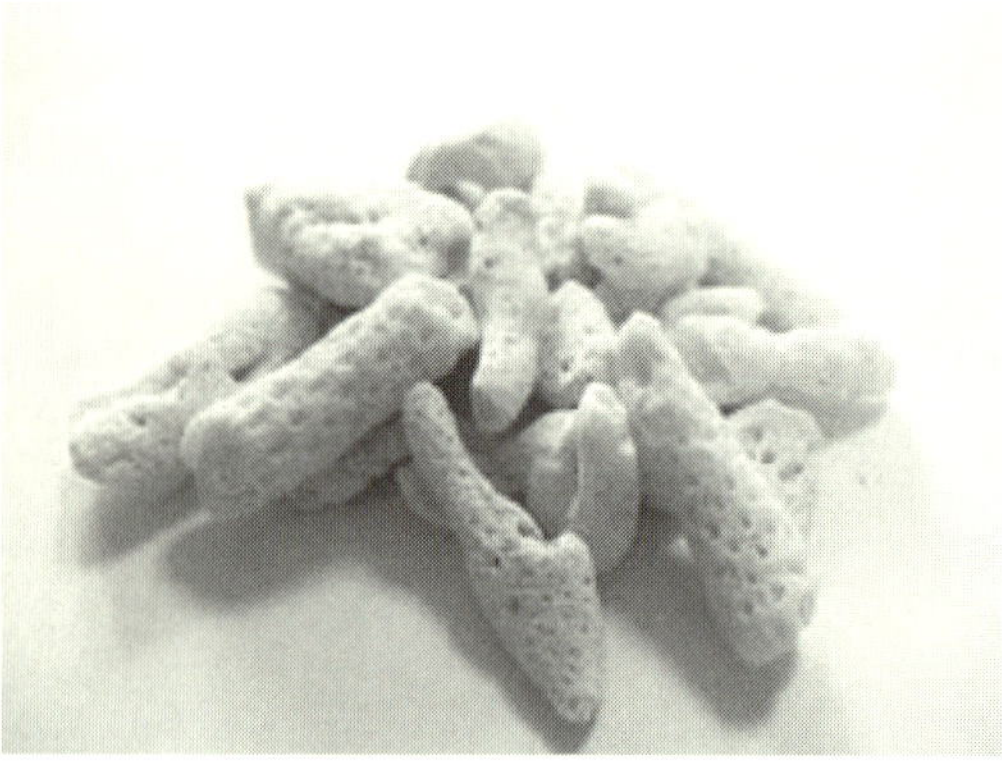

水素焼成サンゴ末の素材となるサンゴ

サンゴはカルシウムなどのミネラルが豊富なので、昔からカルシウム剤として利用されてきました。そのため安全性において長い歴史があります。

表面に開いている無数の穴は、水素分子を吸着させる素材として最適です。またこれが体内で溶けて抗酸化力を発揮し続ける時間が8時間以上と、非常に長いのです。

豊富なミネラルが腸内をきれいにする

カルシウム不足は、動脈硬化などの生活習慣病を始め、骨粗鬆症、腰痛、虫歯、骨折など様々な病気の原因になります。水素焼成サンゴ末のカルシウムは、こうした病気の予防に役立ちます。

また水素焼成サンゴ末のサンゴは、カルシウムだけでなくマグネシウム、カリウム、鉄、亜鉛など、現代人に不足しがちな必須ミネラルが豊富です。これらのミネラルはまた、腸内で有害な物質を吸着して排泄する働きを持ち、腸内をきれいにするために役立ちます。

サンゴは、水素という抗酸化物質にとって最適な素材であり、その働きを高め、持続させ、より大きな健康効果を導きだす力を持っているのです。

腸をきれいにして、がんなど生活習慣病のリスクを下げる

第1章～3章まででご紹介したように、腸は全身の健康状態を左右する重要な臓器です。現代人の腸は今、食事や生活習慣で汚れ、活性酸素の発生によってさらに悲惨な状況になっています。

腸は血液を通じて栄養やホルモンなどを全身の組織、細胞に送っており、血液の材料も腸が作っています（その素材から血液を作るのは骨髄）。その栄養が腸でかなり酸化された状態で送られると、全身の血管や組織、細胞の各所でさらに活性酸素が発生してがんや糖尿病、動脈硬化、認知症、アレルギーなど様々なトラブルを招きやすくなります。

活性酸素による酸化は、抗酸化物質で除去する他はないのですが、我々の体に備わっ

ているＳＯＤなどの抗酸化酵素だけでは、あるいはビタミン、ポリフェノールなどの食品由来の抗酸化物質だけでは、現代人の体の酸化現象は防ぎきれなくなっています。

そこで、水素焼成サンゴ末のようなダイレクトに活性酸素を除去するものが有効なのです。

水素という強力な抗酸化物質によって腸の活性酸素を除去し、腸の汚れを取ることで、前述のような生活習慣病などのリスクを大きく下げることが可能です。

がん治療の副作用を軽減する

ヒドロキシルラジカルのような活性酸素は、細胞内の遺伝子を傷つけて発がんを起こします。細胞に入り込みミトコンドリアにも入れる水素は、こうした活性酸素をすばやく消去するので発がんのリスクそのものを防ぐ働きがあると言えるでしょう。

またがん治療においては、特に抗がん剤や放射線治療において患部に大量の活性酸素が発生します。水素はこうした治療の副作用である患部周辺のダメージを食い止めるだけでなく、活性酸素による新たな発がんを防ぐという何重もの効果をもたらすことができます。

手術も、体を傷つけてがん細胞を切除するので、必ず炎症を伴います。炎症が起きている箇所には、必ず好中球やマクロファージなどの免疫細胞が集まり、活性酸素を発生させます。殺菌などの必要性もあるのですが、過剰な活性酸素は患部周辺をさらに傷つけ、患者本人にも大きな苦痛と負担をもたらします。

水素は血液に乗って全身のどんなところにも到達し、活性酸素を除去するので、手術による活性酸素の負担を軽減し、炎症によるダメージからの回復を助けます。

水素は糖尿病の発症と合併症を防ぐ

糖尿病は原因、発症、病態、そして合併症にも活性酸素が深く関わっています。

第2章で、糖尿病は、すい臓のB細胞が分泌しているインスリンというホルモンがでなくなる、あるいはインスリンの効きが悪くなる（インスリン抵抗性）病気だと述べました。そのきっかけとなるのが、腸から漏れ出した悪玉腸内細菌、そこで生まれた有害物質、そこから発生したヒドロキシルラジカルなどの活性酸素だと考えられています。

これらのダメージによって死滅してしまうと、B細胞はもう再生できません。

水素の強力な抗酸化力で活性酸素の発生を最小限にすることができれば、糖尿病の発症を未然に食い止められるかもしれません。

既に発症している人には気の毒なのですが、今現在血糖値が高めで、糖尿病予備軍と呼ばれる方たちには、是非「食べる水素」の存在を考えて頂きたいと思います。

また、病状の進行においても活性酸素は最大の原因です。高血糖によって血管が傷み動脈硬化が進行していくのは活性酸素によるものですし、そこで糖化したたんぱく質は血管などを作り直すには役に立たない不良品です。

こうして全身の血管が酸化、劣化することで恐ろしい合併症が次々に進行していきます。

糖尿病の三大合併症と言われる神経障害、腎症、網膜症のいずれもに、ヒドロキシルラジカルなどの活性酸素が関わっています。それらの組織が壊れるのはまさに酸化という現象ですし、直接手を下しているのは活性酸素です。

糖尿病は一旦発症してしまうと完治することがない病気です。しかし糖尿病は、進行を食い止め、合併症を防ぐことで、健康な人と変わらない生活ができます。そのために抗酸化力に優れた水素、そして水素焼成サンゴ末は必ず役に立つと思います。

アルツハイマー病・脳神経の破壊を防ぐ可能性

認知症の中で最も患者数の多いアルツハイマー病も、活性酸素が深く関わっている病気です。第2章では、この病気と腸内環境の悪化、脳で発生するヒドロキシルラジカルの関係について紹介しました。

活性酸素の中で最も酸化力が強い、攻撃的なヒドロキシルラジカルは、たんぱく質や脂質、核酸(DNA、RNA)を一瞬にして酸化します。それが脳の神経細胞を破壊し、次第に神経がごっそりと脱落し、脳が萎縮していくのがこの病気です。

脳におけるヒドロキシルラジカルの消去や腸内環境の改善はこの病気の予防や改善に有効であることは間違いありません。腸内環境を改善するためには、食事を改め、腸内細菌のバランスを整えることが大切です。ビタミンやポリフェノール、食物繊維をしっかり摂取し、便秘を解消し善玉菌優位の状態にすることもいいでしょう。しかし脳内で発生するヒドロキシルラジカルを消去し、神経細胞の破壊を防ぐことのできる抗酸化物質はなかなかありません。

水素は前述した血管脳関門を容易に通り抜け、脳細胞の細胞膜も細胞質にも溶けて入り込むことができます。そこでヒドロキシルラジカルを消去し、アルツハイマー病の予防や改善に役立つと考えられており、研究が進んでいます。

パーキンソン病の改善効果が報告されている

パーキンソン病もアルツハイマー病と共通した点があり、高齢化によって増加している病気です。この病気の場合、脳の黒質という部分に異常が起き、ドーパミンという神経伝達物質の産生が低下していきます。やはりヒドロキシルラジカルなどの活性酸素が神経細胞を破壊することが原因だとされています。

ドーパミンはセロトニンと同様、意欲を高めたり、満足感、高揚感などを生み出すホルモンです。また、運動機能を司る働きもしています。その材料となるLドーパという物質は、大腸の腸内細菌が作り出しています。

腸内の活性酸素を減らして腸内環境を整え、脳で発生するヒドロキシルラジカルなどの活性酸素を消去できる物質として、水素は非常に有望です。

そのため、内外の大学の研究室では、水素を使った動物実験で、パーキンソン病の改善効果が数多く確かめられています。また人に対するパーキンソン病の臨床試験でも、良好な結果が多数報告されています。

老化の原因は紫外線で発生する活性酸素・一重項酸素

活性酸素がもたらす健康問題で誰もが悩んでいるのは老化ではないでしょうか。誰もが年を取るから仕方がない、と捉えることもできますが、非常に個人差が大きいのが老化現象です。

特に、シワやシミなど皮膚の老化現象は、多くの女性の悩みですし、最近では男性も例外ではありません。

紫外線がお肌の老化に関わっていることは、ご存じだと思います。紫外線は皮膚のたんぱく質を傷つけ、シミやシワなどの老化現象を引き起こします。

これは、加齢による老化とは別の現象です。同じ人の体でも、日に当たる顔や腕などは紫外線を浴びてメラニン色素が沈着していることが多いですが、お尻や太ももの内側は紫外線を浴びていないために白くやわらかいですね。

犯人は、紫外線が当たった皮膚で発生する一重項酸素です。この活性酸素は、通常は紫外線や放射線がなければ発生しない(工業分野で人工的に作ることはある)ので、お肌や目、頭髪などに対する限定的な悪影響と捉えてください。職業的に放射線を浴びる機会の多い人は要注意です。

この活性酸素は紫外線を浴びると生成され、皮膚の表面だけでなく少し深いところ

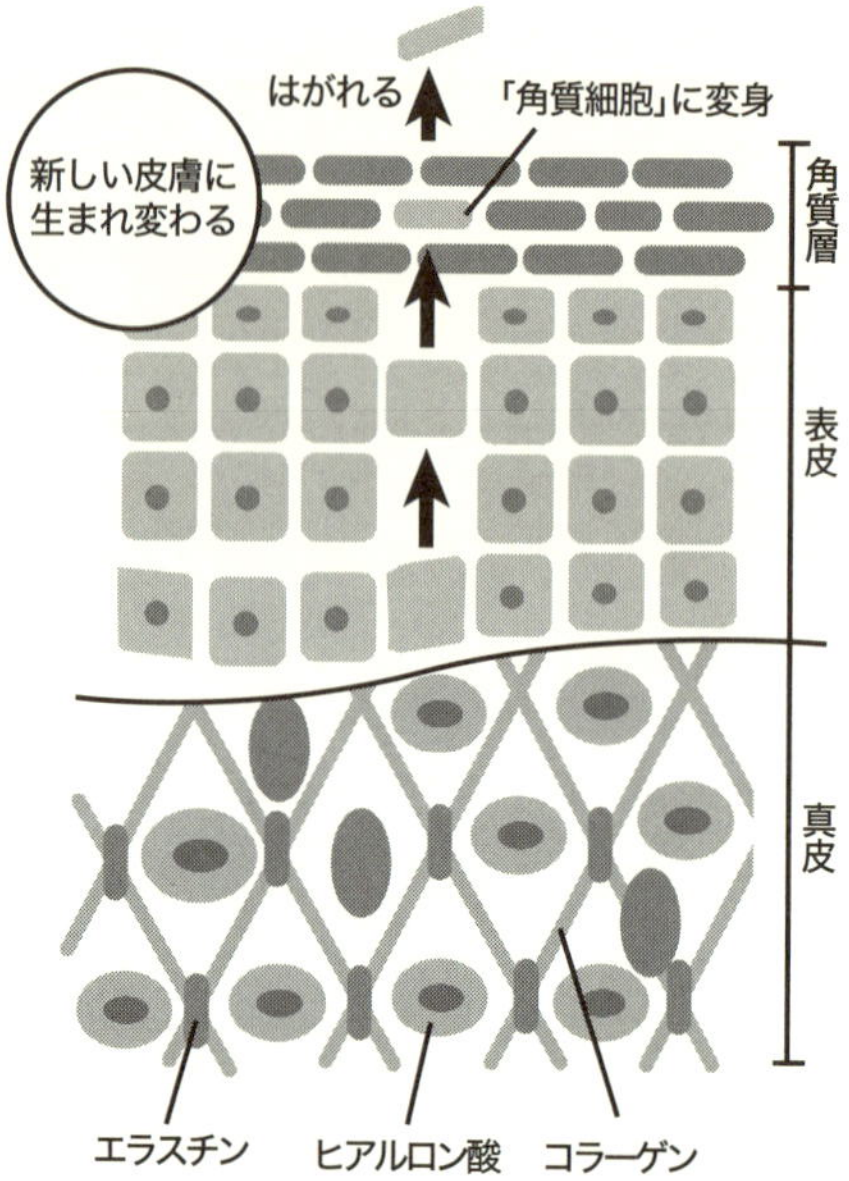

のコラーゲンやエラスチンなどのたんぱく質を傷つけます。

コラーゲンとエラスチンは、互いを支えあって弾力のある構造を作っているので、どちらが不足してもお肌はしまりがなくなり、シワやたるみを引き起こすようになります。

落ちない日焼けがシミになる

日焼けという現象は紫外線による一種のやけどです。皮膚は一重項酸素による酸化で炎症が起こり、傷ついているのです。そこで皮膚は、メラニン色素を作ってバリアを張り、それ以上紫外線のダメージを受けないようにします。

紫外線が弱くなるとメラニン色素は徐々に消え、皮膚は本来の白さを取り戻します。しかし、紫外線による炎症があまりにひどいと、皮膚はなかなか元の状態には戻りません。メラニン色素が完全には落ちず、茶色く沈着したのがシミです。目の周りや頬骨など、顔の中では少し高くなっている箇所に多いことはご存じのとおりです。

また、体に備わった抗酸化力は年を取ると次第に弱まり、紫外線の酸化力に太刀打ちできなくなっていきます。特に40歳を過ぎる頃から、皮膚の新陳代謝は極端に低下します。

紫外線によるシワ、シミ、たるみなどは、最近「光老化」と言われるようになりました。美容分野では予防や回復を助ける高価な化粧品やサプリメントが盛んに宣伝されています。

紫外線が発生させる活性酸素、つまり一重項酸素がもたらす害で、一番恐ろしいのは皮膚がんです。

今日では日焼けが健康的だと考える人はあまりいないと思いますが、紫外線がもたらす活性酸素がどんな健康被害をもたらすかについては、まだまだ認識不足ではないかと思います。

薄毛、脱毛の影に活性酸素

男性の薄毛や脱毛の原因は、主として男性ホルモンです。加えて活性酸素もその進行や悪化にかなり関与しています。

顔に関しては多くの人が紫外線に注意を払いますが、頭部はあまりに無防備です。頭皮や毛髪は紫外線をモロに受けています。頭皮で発生した活性酸素によって、毛根周辺の脂質は過酸化脂質になり、髪の毛の素とも言える毛母細胞もダメージを受けています。

また、頭皮の毛細血管も活性酸素によってダメージを受け、固く細くなるため、毛母細胞に十分な栄養や酸素を運べなくなってしまいます。

こうしたことから毛が抜けやすくなり、新たに生えてくる髪の毛が減ったり、十分育たなくなってしまうと考えられています。

頭皮や毛根で発生している活性酸素の種類については、まだ確かな報告はありませんが、紫外線の影響なので、恐らく一重項酸素と思われます。

一重項酸素は、基本的には体内のＳＯＤ等の酵素や、食べ物に含まれるビタミン、ポリフェノール等の抗酸化物質で消去されます。しかし、それも活性酸素の発生量とヒトに備わった抗酸化力次第です。万一活性酸素の発生量が多すぎ、ヒトの抗酸化力が下がっていたら、期待通りにはいかないでしょう。

白内障も原因は紫外線による活性酸素のなせるわざ

紫外線が発生させる活性酸素（一重項酸素）の影響をうけるのは、皮膚や頭髪だけではありません。年を取ると多くの人がかかる眼病・白内障も、実は紫外線が発生させる活性酸素が原因と考えられています。

目には水晶体というレンズがあり、ここを光が通って眼底の網膜に像を結びます。このレンズが活性酸素のダメージによって白く濁り、光を正常に通せなくなるのが白内障です。

水晶体には抗酸化物質のビタミンが含まれているのですが、やはり加齢によって抗酸化力が低下すると、そうした力が弱まってきます。水晶体が濁るとものが見えにくくなってきます。日本人では、50代で約半数の人が白内障の初期症状を持っているようです。

それが紫外線によるものなので、白内障も一種の光老化だと言えそうです。

患部と腸の両方から活性酸素を消去する水素

以前は年を取るとしかたがないとされていた老化現象、たとえばシワ、シミ、たるみなどのお肌の悩み、あるいは白内障などの眼病や皮膚がんも、実は活性酸素という直接的な犯人がいることがわかってきました。

繰り返しますが、ヒトには活性酸素の害を防ぐ抗酸化酵素がありますが、その働きが低下すると老化が進み、シミ、シワ、たるみ、白内障などが起きてくるわけです。

加齢による抗酸化力の衰えをカバーするために、今最も注目されている水素、中でもサプリメントになっている水素焼成サンゴ末には、老化防止と改善にとって様々なメリットがあります。

まず水素焼成サンゴ末は、腸で効果を発揮します。ヒトの健康にとって腸がどれほど重要かはすでに述べました。その腸で大量に発生している活性酸素を、水素焼成サンゴ末はダイレクトに消去してくれます。

腸はお肌や頭皮、毛髪、あるいは眼の細胞が正常に新陳代謝を行い、再生するために必要な栄養成分を作るところです。有害物質に汚染されていない、活性酸素に酸化されていない栄養成分を作って全身に送るためには、腸をきれいにすること、腸の活性酸素を消去することです。そのために水素焼成サンゴ末ほど有効な物質はないと思います。

また、お肌や頭皮、眼といった部分で発生する活性酸素、おそらくは一重項酸素を消去するためにも、水素焼成サンゴ末は最強です。

また、水素焼成サンゴ末の抗酸化作用は、他のどんな抗酸化物質より長時間続きます。体内では8時間以上です。従って水素焼成サンゴ末が血液を通じてお肌や頭皮、眼に届いてからも抗酸化力が持続するのです。

こうしたことから水素焼成サンゴ末は、老化防止にとって最強だと思います。年だからとあきらめず、腸から、またお肌そのものから若さを取り戻す。水素焼成サンゴ末があれば、決して不可能ではないのです。

第5章

科学的に立証された水素焼成サンゴ末の抗酸化力

水素焼成サンゴ末が他と違う5つのポイント

水素ブームともいえる昨今、あまたある水素水やサプリメントの中で、私が水素焼成サンゴ末に注目したのには理由があります。それは私が有効性を認める次の5つの点を、水素焼成サンゴ末がクリアしていたからです。

① 抜群の抗酸化力

第1に挙げたいのが抜群の抗酸化力です。これは絶対です。特にヒドロキシルラジカルという最も強力な活性酸素を消去する力が確かであること。この点に関してきちんと科学的検証が行われている点は特筆すべき点です。（152ページ）

水素は、常温では無色透明の気体であり、無味無臭です。臭いも味もない気体がどれほどたくさんあろうとも、利用者には確かめようがありません。単に「豊富な水素が含まれている」といううたい文句だけでは、水素の量や効果を信用するには不十分です。

その点水素焼成サンゴ末は、ヒドロキシルラジカルの消去率においても、また効果の持続時間においてもきちんと検証されています。

② ヒトへの臨床試験が行われている

ヒトに対する臨床試験が行われている点も重要です。

サプリメントにおいては、動物実験は行っていても、ヒトへの試験がないものが非常に多いのが現状です。マウスで効果があったからといって、ヒトで効果があるという保証はありません。

その点水素焼成サンゴ末は、30人以上のヒトに対して飲用試験を行っており、便秘解消やダイエット効果、むくみや冷え性の改善、育毛や肌荒れの改善など多彩な効果が確認されています。

③ 確認されている安全性

医薬品やサプリメント、食品など人が飲用するものは全て確かな安全性が保証されていなければなりません。その点水素焼成サンゴ末は、専門機関で安全性がきちんと確認されています。ヒトが飲んで安全かどうかは、基本中の基本です。

水素焼成サンゴ末は、水素をサンゴという物質に定着させているので、それを合体させた場合、何らかの化学反応が起きる可能性があります。しかし水素は水素で、サンゴはサンゴで、さらに水素焼成サンゴ末においても安全性が確認されている点は信頼がおけます。安心して飲んで頂けるものだと言えるでしょう。

④ 水素に関する研究論文が信頼できる専門誌に発表されていること

このポイントも重要です。研究論文が専門誌に掲載されているということは、多くの研究者や専門家が内容を検証することを意味します。もし研究内容に疑問符がつけば反論され、科学的検証をもってそれに答えなければなりません。研究論文の発表とは、そうした厳しい土俵に立つということです。

その点も水素焼成サンゴ末は見事にクリアしています。

⑤ 医療機関で使用され、効果を認められていること

水素焼成サンゴ末は私のクリニックを含め、複数の医療機関で既に使用されています。多彩な効果と安全性において私自身も評価していますし、患者さんからも好評を得ています。

医師とは科学者であり、どちらかといえば猜疑心が強い性質を持っています。「これがいいですよ」と世間が言うものに対して、「科学的根拠は？」「臨床試験は？」「論文はどこに発表されている？」「安全性は？」とまずは疑いの目を向けます。それを1つひとつクリアし、興味をひかれたものを、試せるならば自分の体で試し、確かに効果があると納得したものでなければ患者さんには勧めません。

また、例え科学的検証を全てクリアし、医療現場で当然のように使われている医薬品や医療技術であっても、医師として疑念を感じるものは、やはり患者さんに提供することはできません。それが私の場合、抗がん剤などのがん治療、標準治療というものでした。その経緯は第1章に記しました。

こうしたポリシーを持つ私が、水素焼成サンゴ末に関しては前述のとおり合格点だ

と思います。この物質が活性酸素を消去し、健康に寄与するものだと感じています。

それでは前述の点について、具体的にご紹介してみましょう。

① 抜群の抗酸化力

水素焼成サンゴ末の酸化還元電位測定結果

〈実験内容〉水素焼成サンゴ末の持つ「ヒドロキシルラジカル抗酸化能」を検証するため、神奈川歯科大バイオベンチャー「バイオラジカル研究所」において、電子スピン共鳴（ESR）法を用いてヒドロキシルラジカル抗酸化能を測定しました。

結果、ヒドロキシルラジカル消去率が溶解後1時

水素焼成サンゴ末を添加しないコントロールに対する
ヒドロキシルラジカル量の変化

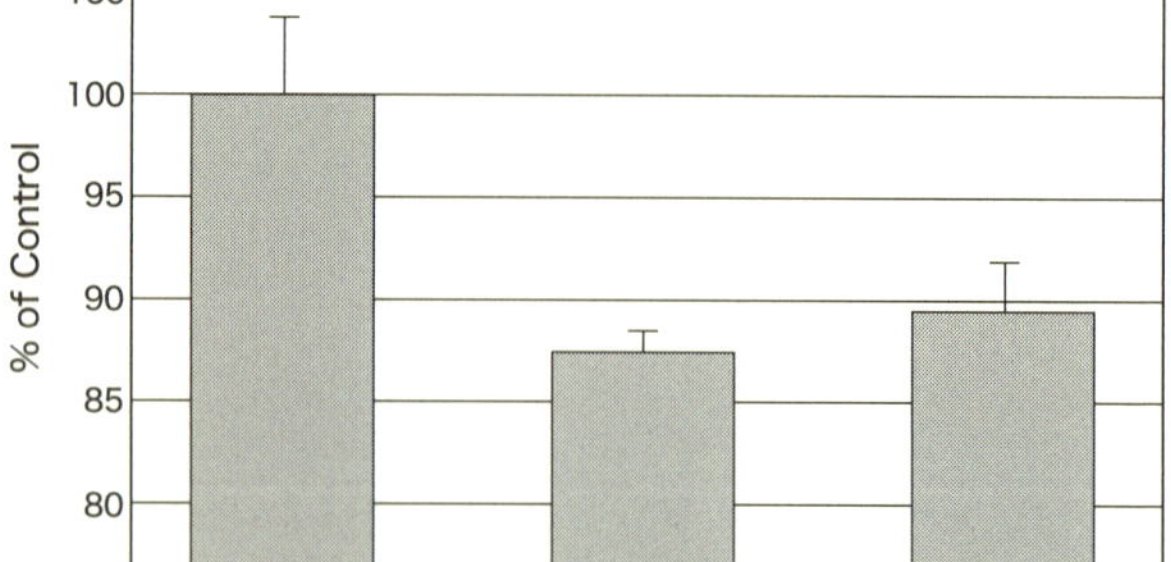

間で平均13・07％、24時間後も平均10・37％と、長時間にわたって有意にヒドロキシルラジカルを消去している事実が明らかになりました。

40時間以上にわたる継続した水素の発生を確認

〈水中の水素焼成サンゴ末の水素発生量の変化〉

気体である水素は、容器内の水の中に充填しても、たちまち水の表面から気化して逃げていってしまいます。しかし水素焼成サンゴ末は、48時間経過しても水素の発生量はほとんど変わりませんでした。むしろ最初の8時間までは徐々に増加しています。このことは、あまたある水素サプリメントの中で、おそらく唯一のものではないかと思います。

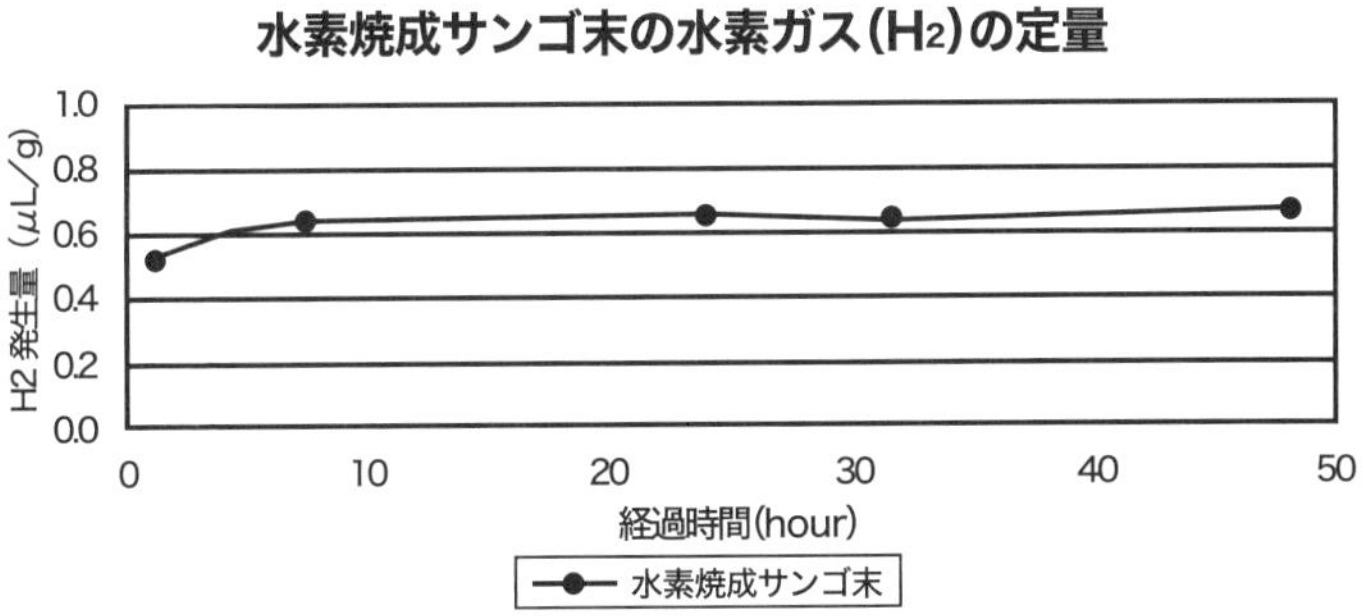

H2発生量(μL／g)と経過時間の関係

水素焼成サンゴ末の酸化還元電位（ORP）の継時変化

活性酸素に対する還元力（電子をもらって安定すること＝抗酸化）を持つことで注目される水素ですが、その効果を科学的に測定するのにもっとも重要な指標の1つが、「酸化還元電位」です。酸化還元電位（ORP）は、物質の酸化力あるいは還元力を表す指標で、V（ボルト）で表わし、プラスの値が大きければ酸化力が強く、マイナスの値が大きければ還元力が強い状態となります。

活性酸素の一種であるヒドロキシルラジカル（HO・）は、寿命は短いものの、活性酸素の中でももっとも反応性に富み、強力な酸化力で体内のたんぱく質や脂質、糖や核酸などを酸化します。とくに細胞膜を形成する脂質を連鎖的に酸化させて有害な過酸化

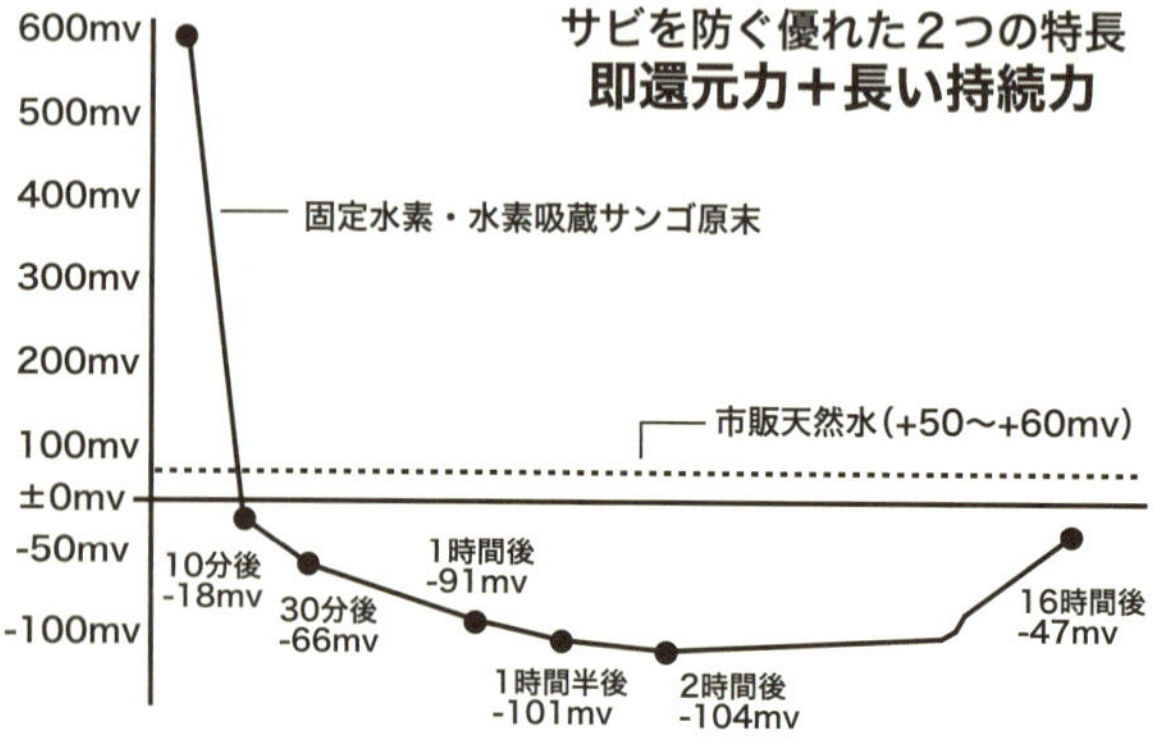

※水道水 200cc に水素焼成サンゴ末 1 グラム混入

脂質に変えることで、さまざまな病気や老化を引き起こします。

水素は、このヒドロキシルラジカルを抑制する抗酸化能を持つことで注目されています。水素焼成サンゴ末も実験で、高い抗酸化能が確認されました。

水素焼成サンゴ末の抗酸化力の比較

電気的に「マイナス」を帯びた「電子」を1個持つ水素（H）は、「プラス」を帯びた活性酸素（OH－）と化合して水（H_2O）に変わることでその酸化力を中和してくれる還元力（抗酸化力）を持っています。

水素は宇宙最小の元素であり、その重さを1とすると、ほかの抗酸化物質と比べると数百分の一ときわめて軽い物質です。そのため同じ重さなら水素は桁違いの数があり、当然電子の数も格段に

水素と抗酸化物質の質量の比較

抗酸化物質	質　量
水　素	1
ビタミンC	176
ビタミンE	431
カテキン	290
ポリフェノール	221
コエンザイムQ10	863

多いことになります。

それぞれの抗酸化物質を同量飲用した場合、抗酸化力は水素が圧倒的に高いといえるでしょう。水素焼成サンゴ末の抗酸化力と、他の抗酸化物質のそれを比較したのが前ページの表です。サンゴ焼成サンゴ末の抗酸化力はポリフェノールの２２１倍、コエンザイムＱ10の８６３倍にもなります。

② ヒトに対する臨床試験

水素焼成サンゴ末のモニターによる臨床評価

〈試験内容〉

男女計31名を対象に、水素焼成サンゴ末飲用による生理的変化を調査しました。被験者の内訳は男性17名（25才～70才　平均年齢50・７才）、女性14名（27才～75才　平均年齢48・１才）。

通常の臨床薬理試験、第１相試験は行わず、次の調査のみを行いました。

①被験者の既往歴の把握
②カウンセリングによる被験者の健康状態の聞き取り調査
③試験後の一般体感の記録
④安全性確認項目

副作用として、a精神・神経症状(気分高揚、頭痛、頭重感、めまい、眠気、舌のしびれ、意欲減退)、b身体症状(動悸、息切れ、口渇、熱感、発汗、頻尿、性欲減退、脱力感、発疹、胃腸障害、悪心、嘔吐、下痢、便秘、食欲不振)の有無を調査しています。

以上の臨床試験の結果は2013年3月発表のものです。それぞれのまとめは次の表を参照してください。

次ページの表を見て頂くとわかるように、それぞれの調査において6・5%~58・1%に有効という結果が出ました。特に寝起きがよくなった、肌荒れ改善などが目立って高率になっています。また副作用においては、精神・神経症状、身体症状ともに感じられた人はいませんでした。このことはヒトに対して、水素焼成サンゴ末の安全性が確かめられたと考えていいでしょう。

③ 確認されている安全性

水素焼成サンゴ末の安全性については、次の表の通りです。有害物質は全く検出さ

モニターによる水素焼成サンゴ飲用の臨床評価

	人 数	単純有効率
便秘改善	9/31	29%
ダイエット効果	6/31	19.4%
排尿改善	6/31	19.4%
むくみ改善	8/31	25.8%
冷え性改善	2/31	6.5%
睡眠改善	9/31	29%
疲労改善	12/31	35.5%
寝起き改善	18/31	58.1%
育毛効果	7/31	22.5%
白髪改善	5/31	16.1%
皮膚疾患改善	3/31	9.6%
肌荒れ改善	14/31	45.2%

れておらず、ヒトが飲用することに関して全く不安はありません。

製造工程については、天然の粒サンゴに水素を蒸着（焼成）させ、粉砕し、カプセルに詰めたものです。粒サンゴは小さな孔が無数に空いた「多孔質」構造が特徴で、その構造が水素を大量に含み、かつ体内で徐々に水素を発生させることが可能になっています。

サンゴはカルシウムなど必須ミネラルが豊富であり、カルシウム不足、ミネラル不足が問題視されている現代人にとって大変有益です。

カルシウム不足は骨折や虫歯はもちろん、動脈硬化、骨粗鬆症などの生活習慣病をはじめ、心臓病や脳卒中、神経痛、眼病、肩こり、頭痛、アレルギー、さらには情緒不安定などの精神疾患の原因となります。

効能としては、腸管の上皮細胞を刺激し、大腸がんの原因となる胆汁酸を吸着し排泄することがわかっています。便秘の解消にも役立ち、腸内環境を整える貴重なミネラルです。水素の抗酸化力にカルシウムなどの必須ミネラルが加わることは、腸内環境を整える上で最良のプラス作用だと言えるでしょう。

④研究論文からわかること

水素が生体で発生した活性酸素を消去し、メタボリックシンドローム等の血管、内分泌系の疾患ほかを予防、改善することに関する研究論文が発表されています。研究者は三羽信比古博士（県立広島大学名誉教授、大阪物療大学教授）。論文は、水素の国際学術誌に8回発表されています。

その中から興味深い内容をご紹介してみましょう。

◎水素は脂質代謝を改善する（セルライト防御効果）

原料サンゴカルシウムの安全性

規格項目	規格 値）	試験方法
外観 性状	灰色粉末	官能試験法
乾燥減量	1%以下	常圧過熱乾燥法
粒度	300メッシュパス90%以上	レーザー回析散乱式粒度分布測定器
一般生菌数	300以下/g	BGLB法
大腸菌群	陰性/2. 22g	標準寒天平板培養法
重金属（Pbとして）	検出せず	硫化ナトリウム比式法
ヒ素（AS203として）	検出せず	原子吸光光度法
水素（H2ガスとして）	0. 3μℓ/g以上	ガスクロマトグラフィ法
PCB	検出せず	ガスクロマトグラフィ法
アレルギー表示	無し	原材料表示 水素焼成サンゴ末
急性毒性試験	LD50＝2000mg/kg以上 単回）	

財法）日本食品分析センター 第12049307001-03号

血管内に発生した「活性酸素」は、血液中の脂質を酸化して悪玉コレステロールなどの過酸化脂質に変えることで血液の流動性を低下させます。その結果、血行が悪化して脂質の代謝が低下することで脂肪細胞が肥大化。老廃物と結びついて除去の難しいやっかいな「セルライト」を形成します。

こうした脂質代謝の低下によってセルライトをはじめとする体脂肪が増え続けると、肥満をともなう「メタボリックシンドローム」状態になり、高血圧や高脂血症、糖尿病などの生活習慣病を引き起こす危険性が高まるばかりか、血中に過剰になった脂質が血管の内側にたまって動脈硬化を引き起こし、心筋梗塞や脳梗塞などの重い病気のリスクが急速に高まってしまいます。

これに対して、「水素」はその強力な抗酸化作用で血液中の活性酸素を消去して、血液中の脂質が酸化されるのを防止。血液をさらさらにして血流を改善することで、脂質代謝を促進してセルライトなどの体脂肪の蓄積を防いでくれます。

水素は活性酸素を還元した後は酸素と結合して無害な水になることで、細胞に害を及ぼさないため、安心安全な脂質代謝改善剤と言うことができます。

水素の安全性確認試験では、変異原性なし、遺伝毒性なし、経口摂取での亜急性毒性なし、急性毒性なしなど、水素の安全性が改めて確認されることになりました。

論文『水素水による血液流動性改善効果と赤血球凝集抑制効果』より

◎水素は皮膚深部へ浸透して活性酸素を消去する

皮膚が紫外線を浴びると皮膚内に「活性酸素」が発生して、強力な酸化力で細胞を傷つけます。これに対して、皮膚深部の表皮に存在するメラニン細胞は活性酸素の刺激に反応して「メラニン色素」を分泌することで、紫外線の刺激から皮膚を守ってくれます。しばらくすると皮膚内に発生したメラニン色素も代謝によって運び去られて、皮膚は再び白さを取り戻します。

ところが、皮膚細胞の細胞膜が活性酸素に酸化されて有害な脂（過酸化脂質）に変えられると、栄養や老廃物が細胞膜をスムーズに通過できなくなって細胞の活動が衰えてしまいます。その結果、メラニン色素を取り除く代謝力も低下して、シミとなって残ってしまいます。

皮膚深部の活性酸素を消去する働きを持つ抗酸化物質は、皮膚表面の角質層が外敵から身体を守るバリアーの役目を持っているため、浸透することができません。

一方、宇宙最小の物質である「水素」はその小ささ（10分の1ナノメーター）で角質層を楽々と通り抜け、皮膚深部に到達して活性酸素を消去。活性酸素によるメラニン細胞への刺激を減じて、メラニン色素の発生を抑制してくれます。

さらに、水素が活性酸素の酸化の害から皮膚細胞を守ることで、皮膚細胞の働きが活発になって代謝力も回復。メラニン色素を除去する力を取り戻して、シミを取り除き、肌を白くする美白効果を発揮すると考えられます。

論文『多孔質シリカに吸蔵させた水素によるヒト色素細胞におけるメラニン抑制効果、およびチロシナーゼ酵素活性抑制効果』より

◎加齢臭　類縁体2，4-ノナジエナールによる組織障害に対する水素の防御効果

近年中高年の悩みの種となっている加齢臭の犯人とされるのが、皮膚の皮脂腺から

分泌される皮脂が「活性酸素」によって酸化されることで作られる「ノナジエナール」という過酸化脂質です。

ノナジエナールはまた、皮膚を剥離させるなどの組織障害を引き起こすことで、シワや床ずれの原因となっています。

こうしたノナジエナールによる障害に対して、「水素」は皮脂を酸化する活性酸素を強力な抗酸化作用によって消去。皮脂がノナジエナールに変わるのを防ぐことで、加齢臭の発生を防ぐとともに床ずれなどの組織障害を防止すると考えられます。

論文『褥瘡《じょくそう》患者への水素水の経管胃内強制投与による治療効果、および、正常ヒト皮膚細胞における水素水による酸化ストレス抑制効果とコラーゲン構築効果』より

◎水素による皮膚角栓クレンジング効果

皮膚は表面から下に向かって角質、表皮、真皮と層をなしています。このうち一番表面の「角質」を形成しているのが「角質細胞」という細胞です。角質細胞は元々は表皮で生まれた「角化細胞」ですが、成長するにつれて上を押し上げながら表面へと上昇。

ついには一番上の角質細胞を押しのけて、自らが角質細胞へと変身します。肌はこのような新陳代謝によって、いつも若さを保っています。

こうした新陳代謝の中で、古くなってはがれた角質が皮脂と混ざったものを「角栓」といいます。「活性酸素」が表皮の脂質を酸化して有害な「過酸化脂質」に変えると、皮膚の新陳代謝が低下。角栓が皮膚表面に残って、汚い肌になってしまうのです。

「水素」は皮膚の脂質を酸化する活性酸素を強力な抗酸化作用によって消去。皮膚の新陳代謝を促進して角栓を除去し、肌をきれいにしてくれます。

さらに、研究では、抗シワ効果、コラーゲン構築効果、角化細胞傷害防御効果など、水素による各種の美肌効果も明らかになっています。

論文『水素温水による抗シワ効果、およびヒト皮膚繊維芽細胞でのI型コラーゲン構築効果とヒト皮膚角化細胞における細胞傷害防御効果』より

◎水素水による血流促進効果

血管壁の細胞を形成する脂質やコレステロールが「活性酸素」に酸化されると、悪玉コレステロールなどの有害な過酸化脂質に変質。さらに、血液中の脂質も活性酸素によって悪玉コレステロールに変えられ、血管壁に蓄積してしまいます。

その結果、血管壁の弾力が低下したり厚くなったりする「動脈硬化」状態に陥って、血行が悪化。赤血球が凝集して血栓ができやすくなり、血管が詰まって心筋梗塞や脳梗塞などの危険な血管系疾患のリスクが高まります。

「水素」は強力な抗酸化作用で血液中の活性酸素を消去して、血管壁細胞や血液中脂質が酸化されるのを防止。血管の厚さや硬さを解消することで、動脈硬化を改善して血流を回復します。その結果、赤血球の凝集が抑えられ、血液がスムーズに流れることで、血栓の発生を防止。血管の目詰まりを防いでくれます。

論文『水素水による血液流動性改善効果と赤血球凝集抑制効果』より

以上のように水素は、抗酸化力に関して、あるいは有効性が認められる健康問題について、繰り返し科学的検証が行われています。これらの検証をもって、私は水素焼成サンゴ末が、サプリメントとして信頼に足るものであると思っています。

第6章

老けない人は腸キレイ

【症例集】

症例1

3時間しか寝られない私が、今は夜眠くてたまりません。

染谷太さん　48歳　会社経営　東京都

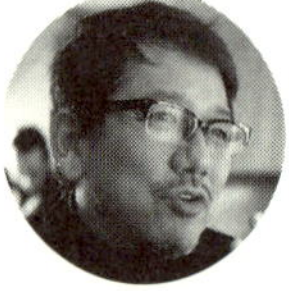

仕事が忙しくて、気がついたら一日3時間しか寝ていない。そんな日常でした。体は疲れているのですが寝られない。

医者にかかると、交感神経のバランスが狂っているので、「明日からすぐ仕事をやめて休みなさい」と言われるほどでした。安定剤なども試しましたがダメでした。

そんな時、水素焼成サンゴ末に出会ったんです。驚いたというか、仕事が終わってからよく飲むんですが、とにかく眠くてたまらないんですよ。安眠できることで、元気が戻ってきました。

どんなサプリより効果がありました。即効性がありました。これまで、いろんなサプリメントを試してきましたが、はっきり言って、この水素焼成サンゴ末ほど即効性があるものはほかにはありませんでした。自分で言うのもなんですがサプリマニアでして（笑）。

寝られるだけではありません。これを飲んだ翌日、寝起きの悪い私がうそのようにスっと起きれたんですよ。以前はとにかく目が覚めても体が重くて、体が上がらないというのが普通でしたから。ほんと、効きますね、これは。

症例2

胆石、便秘、貧血、コレステロールも高かった。全て解消し、私も子供も寝起きバッチリに。

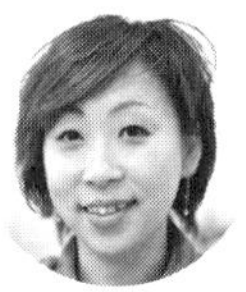

岡里美さん　38歳　美容師　新潟県

上から12歳、9歳、6歳の女の子の母です。当然、朝、子供たちを起こすことから一日が始まるんですが、とにかくどの子も寝起きが悪かったんです。

ちなみに私自身も例にもれず、朝起きられないクチです。それで水素焼成サンゴ末をみんなで飲むようにしたんです。

そしたら、効果テキメン。あんなに悪かった寝起きがうそのように治ったんです。

ほんと、助かりました。

それだけではありません。飲み出して3か月になるんですが、とにかく体調がよくなりました。疲れがとれ、ここちよい目覚めに朝からすっきりの便秘解消。仕事と三人の子供をもつ母の両方をこなすのは、大変ですが、最近は元気がみなぎって20代前半に戻った気分なんです(笑)。

私は色々な健康問題を抱えていて、たとえば生まれた時からなんですが、胆石があるんです。石がうずくというか、時にとても痛くて立っていられなくなります。それに加えコレステロール値も高かった。どうも体が油ものを、うまく分解できないようなんです。それが水素焼成サンゴ末を飲みだしてから、コレステロール値が50台から40台に下がりました。

貧血症もあります。よく目まいがして、体がとってもだるいんです。それが水素焼成サンゴ末を飲み出して、最近、とても調子がよく症状がまったく出なくなくなりました。

でも飲むのをちょっとサボるとまた、体がだるくなるんですよね。やっぱり続けた方がいいみたいです。

うちは女の子三人とも便秘ぎみだったんです。最初に私が飲み出してすぐに便通がよくなったので、子供たちにも、量を少し少なめにして飲ませてみたんです。

効果テキメンでした。みんな自然な便通になりましたよ。

症例3

立ち仕事が多く、足のむくみ、便秘がひどかった。肩こりや疲労も解消し、お肌の調子も回復した。

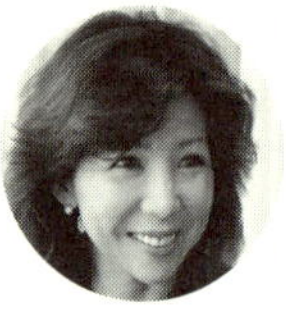

山田温子さん　51歳　ペンション経営　静岡県

私、肩こり症で肩に鉛が、ド〜ンとのったようなそんな感じだったんです。まめに自分でもんだりしてたんですけど、そんなのじゃ全然きかなくて、困っていました。

この水素焼成サンゴ末を飲むようになって、一週間ぐらいで、すごく楽になってきたんですよ。肩が軽いなんて生まれて初めてかもしれません。

ペンションを切り盛りしていますので、季節によっては本当に大変です。お客様が多くいらっしゃる日は、私もバテバテで、横になったら最後、気がついたら朝だ〜みたいなこともあります。恥ずかしいお話ですが、化粧も落とさず寝てしまうんです。

結果、肌の衰えは、否めませんでした。ところが水素焼成サンゴ末を飲むようになって、一週間ぐらいで肌にハリとツヤが戻ってきました。すごいですよね！

商売をやっていますと、なかなか自分のタイミングでお手洗いにいけないんですよね。結果、慢性の便秘症になってしまいまして、それが水素焼成サンゴ末を飲むきっかけでした。

友人のすすめなんですが、もともと何でも試したくなる性格なんです。どんな結果がでるのか、楽しみ♪みたいな。

正直びっくりしました。飲んだ翌日から2〜3日に一回だった便通が、毎日、気持ちよくあるんですよ。

もう1つよかったのは、立ち仕事が多いので、足がむくむんですよね。夜になると、履いてたジーパンがふくらはぎにひっかかって脱げなかったり。職場が海辺のペンションでしょ、砂浜を歩くせいもあるんじゃないかしら。ひどい時は、顔までパンパンに腫れちゃって。

これを飲むようになってからは、むくみが少しずつ取れてきましたね。尿の回数も前より多くなったし。何より疲れにくくなって、私、元気になりましたよ（笑）。

症例4

アレルギー体質が改善し、肋骨にひびが入るほどのぜんそくも湿疹も解消。

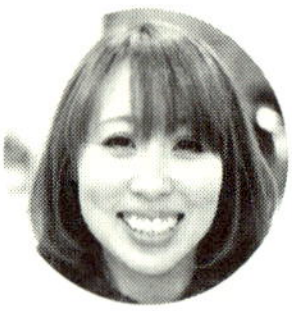

秋山幸美さん　42歳　美容室経営　新潟県

美容師という仕事柄、手荒れは日常的なものでしたが、2年前から赤い乾燥湿疹が、手ではなく腕にでき始めたんです。日を追うごとにひどくなり、背中にも飛び火。皮膚科に耳鼻咽喉科、内科と回りましたが、一向によくなりませんでした。

困り果てていたところ、ちょうど2か月前に水素焼成サンゴ末をすすめられ、飲んだんです。すると湿疹が徐々に引き始め、痒みもとれ、ほぼなくなりました！

薬ではないのにこの効き目。ほんと、びっくりしました。

私はアレルギー体質なんです。湿疹もそうですが、19歳の頃から、ぜんそくに悩まされてきました。咳を伴うタイプで、肋骨にひびが入るくらいの発作がたびたびありました。また薬が合わず、しびれや吐き気もざらでした。

それが、この水素焼成サンゴ末を飲むようになって3か月、頻繁にあった発作が全く出てないんですよ。

ほかにも便通がよくなり、利尿作用も抜群なんです。そのせいですかね、とても体調がいいですよ。冬にお肌が乾燥しなくなったし、自然に潤いが出てきました。新陳代謝がすごくよくなって、肌のターンオーバーが早くなったんじゃないかと思います。

症例5

「やせたね」と言われるとうれしい。むくみがとれて体重が3キロ減りました。

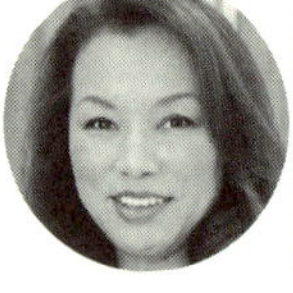

川端万里子さん　51歳　会社経営　東京都

水素焼成サンゴ末を飲み始めてから、色々な効果を実感しています。むくみがなくなったり、目覚めがよくなったり、利尿作用があったり。

立ち仕事のため、以前から全身にむくみがありました。おしっこを我慢する癖があり、そのせいかもしれません。これを飲むようになってすぐ、朝晩関係なくむくんでいた体がうそのようにスッキリしています。最近はおしっこが我慢できなくて、ちゃんといくようになりました(笑)。

うれしかったのは、最近では体重が3キロ減ったことです。「やせた?」って、言われるとやっぱり、うれしいじゃないですか。

また、私、お酒がダメだったんです。乾杯ビールを2口飲むだけで、目、口、鼻、耳などすべての粘膜が、バクバク脈打つんですよ。ひどい時には、心臓なんかも。

これを飲むようになって4か月になるんですけど、アルコールを飲んでもバクつかなくなったんですよ。特にワインが合うみたいで、最近は、一人でバーに飲みに行って楽しんでます。

実は水素焼成サンゴ末は、白髪をなくす効果を期待して飲み始めたんですが、それはまだ効果がありません。これだけ色々な効果があるんですから、きっと髪も黒くなると期待して続けています。

症例6

3か月で髪の毛が生えてきた！目覚めて頭がスッキリ、パワー全開です。

植村武さん　53歳　会社員　東京都

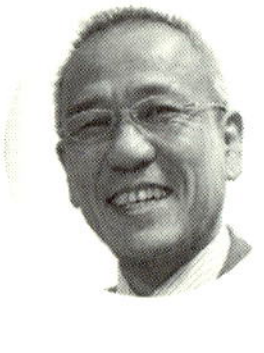

今までいろんなサプリを試したんですが、水素焼成サンゴ末にまさるものはないと思いますよ。

飲んで一週間ぐらいだったと思います。朝スッキリ目覚めるようになっていました。5時間ぐらいしか寝てないのにすっきり頭がさえ、パワー全開になるんですよ。もう、若返った気分ですね（笑）。

もともと水素のことは、体にいいと聞いていました。それも頭髪にいいというので飲み始めたんです。

飲み始めて、3か月ぐらいでした。今まで肌色だった頭のてっぺんから、力強い太い毛が生えてきたんですよ。もう、うれしくなっちゃって、会う人ごとに「どう生えたでしょ」なんて聞いちゃいますよ。

症例7

乾燥肌がいまではツルんです。

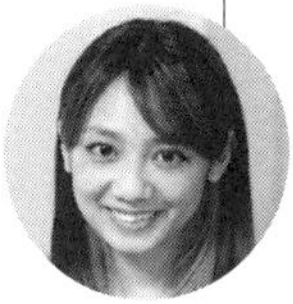

深野麻衣さん　27歳　アパレル　ハワイ在住

初めに感じたのは便通がよくなったことです。便秘気味だったのですごく助かっています。水素焼成サンゴ末を毎日飲む習慣が身につかなくて、しばらく飲まないと便秘になるので、その時は寝る前に飲むって感じです。

最近、お酒が飲めるようになったのはいいんですが、こんどは飲み過ぎちゃって、朝起きると、顔がむくんで体がだるい、いわゆる二日酔い状態でした。でもこの水素焼成サンゴ末を寝る前に飲むと、二日酔いしないし、むくまないんですよ。

ダイエット効果もありました。久しぶりに会った友達から「はちきれそうだね～」なんて言われちゃって(笑)、自分でも最近太ったかなぁとは自覚していました。

ダイエットしなきゃ、と思いながらなかなかできない私に、友達がこの水素焼成サンゴ末をすすめてくれたんです。飲んで6か月で5キロ痩せました。ほんと、飲むだけですよ。食事制限なしですからすごいですよね。お通じがよくなったことも関係してるんですかね。

ほかに私、乾燥肌で、粉が噴き出るくらいひどかったんですが、水素焼成サンゴ末を飲むようになって、気がつけば肌がツルんとして潤いが出てきたんです。肌の色もすこしずつ白くなってきています。

水素焼成サンゴ末の美容効果は抜群ですね。

症例8

体調がよくなり若返った気分。糖尿病も改善しています。

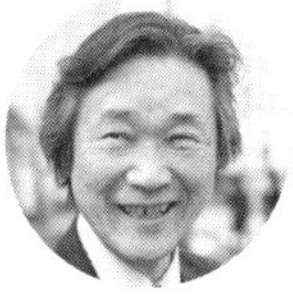

川島順さん　57歳　会社員　新潟市

この水素焼成サンゴ末を飲んで、一週間で体調のよさを感じました。利尿効果があるのか、以前よりトイレに行く回数が増えました。

「肌ツヤがよくなったね」とか「元気になったね」と、仕事先で言われるようになりました。自分でも、若返ったかななんて思います。

今の仕事をして35年になりますが、さすがに年には勝てず、夕方になると急に疲れが来るんですよ。それが水素焼成サンゴ末を飲むようになって1年、体が楽になり、疲れにくくなりました。

実を言うと、去年の健康診断で糖尿病だと言われたんです。正直、ショックでした。

この水素焼成サンゴ末を飲んで糖尿がよくなった人がいると聞き、朝、昼、夜の三回飲みました。飲み始めてからしばらくして、糖尿病の血液検査の数値は改善傾向が見られましたが、それ以上に体調の回復が目覚しく、今は糖尿病薬の服用も通院もしないで、毎日元気に過ごしています。

もちろん、水素焼成サンゴ末は飲み続けていますよ。

症例9

今は化粧直し、いらずです。2週間出ないひどい便秘が解消、乾燥肌も治った。

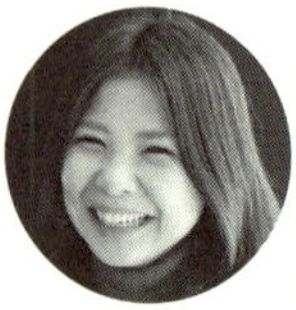

浅野千恵子さん　27歳　会社員　東京都

ある日突然、肌が荒れだしたんです。表面が乾燥して、化粧のりが悪くなってしまって、もうそんな年になったのかぁと友達に話してたんです。

そんな時、この水素焼成サンゴ末を知って飲み始めたんですが乾燥肌が改善。化粧持ちがよくなりました。夕方のお化粧直しいらず、ですね。

もう1つよかったのは便秘が解消したことです。十代の頃から重度の便秘に悩まされてきました。2週間出ないこととかざらでした。お腹が重たくてしんどいから、しょうがなしに便秘薬を飲んでむりやり出す、みたいな感じでした。

水素焼成サンゴ末を飲みだして3か月。あれほどひどかった便秘が、すっかり改善されたんです。

疲労回復効果もすごいと思います。私は外回りの営業ということもあり、けっこう夜になるとバテバテでした。

この水素焼成サンゴ末を飲んで3か月になるんですが、疲れが残らなくなりました。体重も2キロ減って、お肌もツヤが出てきたし、朝起きるのもとても楽になったんです。

症例10

血圧170→140。体重も4キロ減りました。

中山昌樹さん　58歳　会社経営　東京都

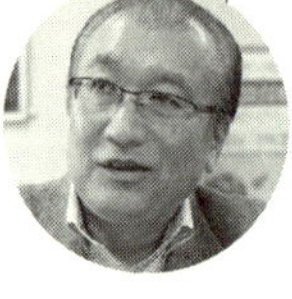

仕事が終わって一杯やるのが、毎日の日課です。もともと、血圧が170と高いものですから、体のことを考えると、控えないといけないのですが、なかなかね～（笑）。水素焼成サンゴ末を飲んで1か月くらいたった頃、朝起きた時の頭の重さがス～と、消えたんです。血圧は計ってみると上が140。一般的には高いほうかもしれませんが、私にとっては前よりずっと低くて、ちょうどいい感じです。

朝の目覚めのよさを感じたのは、飲み出して2・3日でした。それまで頭がド～ンと重くて、なかなか起きれなかったのですが、今ではさわやかに一日をスタートできます。

それから、さらに1か月ぐらいたった頃、朝起きましたら、下半身も同じく元気に、目覚めているんですよ。正直、驚きましたよ。そうなりますと、気持ちが若返ると言いますか、お恥ずかしいですが、女性なんかも意識するようになったりしましてね。

体重も減りました。

これといった運動もしないもんですから知らぬ間に体重が、80キロの大台にのってしまいましてて。少し気になりだしたところ、腸内の活性酸素を除去してくれるという水素焼成サンゴ末を知りました。

飲みだして1か月で2キロ、今では4キロ減りました。体脂肪も10パーセント減りました。体が軽くなると、気持ちがいいですね。

症例11

「乾燥肌」が「しっとり潤い肌」に。ぐっすり眠れて、朝はすっきり起きられます。

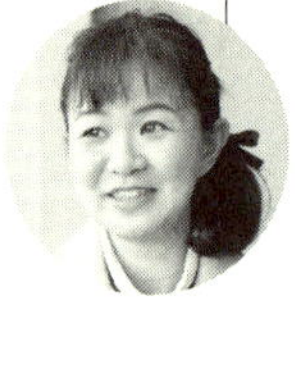

野口園子さん　46歳　会社員　新潟県

水素焼成サンゴ末を飲むようになって2か月になります。まず感じたのは肌のツヤです。使い始めてちょうど一週間くらいで、しっとりツヤツヤしてきたことに気づきました。毎年冬はカサカサになって、お手入れが大変でした。それが化粧品を変えたわけでもないのに、潤いが出てとてもいい感じになりました。水素石鹸も同時に使っているからかもしれませんね。

もう1つよかったのは寝起きがよくなったこと。私、寝起きが悪くて困っていたんです。目覚ましで一応起きるんですが、そのあと体が重くて動かないんですよ。さらに日中眠くなったりして、一日中だるい日が多かったですね。

水素焼成サンゴ末を飲むようになって2日目ぐらいから、夜更かししても、朝はすっと起きれるようになったんです。昨日の疲れがとれて、とても体調がいいんですよ。熟睡できているんだと思います。

症例12

ニキビ、乾燥肌を克服。便秘もむくみも解消。やせて「きれいになったね」と言われるのがうれしい。

矢野智恵美さん 27歳 会社員 東京都

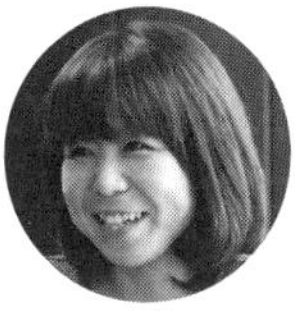

私の場合、水素焼成サンゴ末を飲み出して半年ぐらいから、肌の質が変わってきました。乾燥肌で、ニキビがけっこうあったんですよ。それが、水素焼成サンゴ末を飲む

につれ徐々に減ってきて、潤いが出てきたんです。つるつるお肌になることが夢だったので、とてもうれしいです。

ただ、飲むのをサボると、すぐ顎のあたりにまたニキビが出てくるので、毎日欠かさず飲むようにしています。

早いもので、水素焼成サンゴ末を飲みだして5年になりました。続けられた理由の1つは、ダイエット効果があったことです。この5年でちょうど5キロ減ったんです。ご飯を食べる前に飲むことを習慣づけています。

先日、同窓会があったんですが、「やせたね～きれいになったよ」ってみんなが言ってくれて、やっと私、「女の子」になった(笑)、そんな気がしてうれしかったです。

私はスポーツが好きで、学生時代は陸上部に所属、やり投げをやっていたんです。いつも体を動かしていたせいか、体調もよく、便秘には全く縁がありませんでした。それが社会人になり、立ち仕事にストレスも重なり便秘症に。肩はこるし、肌は荒れるし、最悪でした。

水素焼成サンゴ末を飲むようになって、1週間で便秘症から脱却、元気な私に戻れました。

お酒を飲んでも、翌朝むくまなくなったのもうれしいです。みんなでワイワイ言いながら飲むのが楽しくて、その時はいいのですが、その翌朝顔が浮腫れて、鏡を見たくない状態になっていました。ひどい時は、ふくらはぎまでパンパンでした。

水素焼成サンゴ末を飲むようになって1年ぐらいで、ひどかったむくみがなくなりました。うれしくて、また飲んじゃいました（笑）

症例13

ほどよい安眠と目覚めスッキリ。父娘ともに疲れにくくなった。

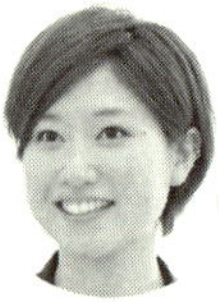

鈴木愛美さん　24歳　美容師　茨城県

眠れないのが悩みという人は多いですが、私の場合、眠りが深すぎるのが悩みでした。深いと疲れなんかも取れそうな感じですけど、意外とそうではありません。朝起きたときに、ドーンと体が重く、疲れがとれていない。そんな感じだったんです。

水素焼成サンゴ末を飲んで、2日目で、今までになかったほどよい安眠と、スッキリした目覚めを迎えられるようになりました。

飲み始めて1年になるんですが、便秘も解消。疲れにくい体質に変わりました。

水素焼成サンゴ末を父にプレゼントしたところ、とても喜んでくれました。朝から晩まで忙しくしているので心配していたんですが、やはり疲れにくくなったようで、また送ってあげようと思っています。

症例14

一生治らないと言われたヘルペスが治まった。白髪も減り「若返ったね」と言われる。

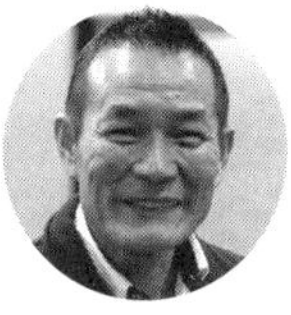

和田毅さん　55歳　会社経営　神奈川県

私の悩みはヘルペスで、1年に2~3回はできていました。ストレスや紫外線なんかでできるらしいです。一生治らないって聞いていたけど、水素焼成サンゴ末を飲みだして1年くらい出ていない。助かってます。

口の周りにもできるからキスもできない(笑)。かゆくてたまらないから、いつもカミさんにかいてもらっていました。

ヘルペスが出なくなっただけでなく、肌にツヤが出て「若返ったね」なんて言われるんですよ。

昔からの便秘もだんだんよくなって、やっぱり水素焼成サンゴ末を飲み始めて1年くらいで、自分でもびっくりするくらいの良型のウンコが、毎日出るようになったんです。こんな素晴らしいのが出るとは、と感動しています。

水素焼成サンゴ末を飲んで3日目、即効で感じたのが目覚めの良さですね。カミさんに愛想をつかされるほど悪かった寝起きが、うそのようにすーっと起きられる。体も元気です。

最近では白髪がなくなり始めたことに、びっくりしています。

症例15

1年後、前立腺がんがなくなった。

中村洋一さん（仮名） 60歳 会社経営 東京都

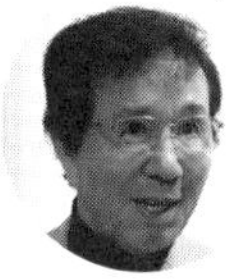

平成23年7月21日、人間ドックで検査したところ、前立腺がんの疑いがあると言われました。ＰＳＡが5・18ng／㎖（基準値は4・0以下）。ショックでした。

治療内容を聞くと、ホルモン療法や抗がん剤の投与になるとのことです。男性機能に支障が出るというイメージだったので、そこでの治療は断りました。代わりに私が選んだのが水素焼成サンゴ末です。

平成23年7月22日から、1日2回、2カプセルずつ毎日飲み続けました。飲んですぐに体調が良くなり、体が軽くなってきました。

一年後、別の病院で再検査したところ、数値がほぼ正常に戻っていたんです。

検査の数値は、平成23年9月12日はPSAが3・91ng／㎖。水素焼成サンゴ末を飲み始めて2か月足らずです。驚きました。

平成24年7月9日はPSAが4・02ng／㎖。ほぼ基準値ですが、多少のアップダウンはあるものだと思います。排尿障害もありません。さらに改善するよう、今後も水素焼成サンゴ末を続けていくつもりです。

第7章

健康と美容を守る・作る水素焼成サンゴ末Q&A

Q1▼▼水素という元素が、なぜ健康や美容に役立つのですか。

水素はこれまで主に工業用、あるいは燃料電池などエネルギーとして利用されてきました。かつては水素が、医療用や健康分野で役立つという発想はなかったと思われます。

しかし水素は酸素と結びついて水になることから、有害な活性酸素を減らす、あるいは消去するために利用できないかという研究が行われるようになりました。そして実際に活性酸素と結びついてこれを消去してしまうことがわかり、注目されるようになったのです。

水素は非常に反応しやすい物質で、特に酸素とは瞬時に結びつき、水になります。このシンプルな化学反応が、健康面や医療面で、画期的な効果を生みます。

Q2 ▼▼ 活性酸素とは何ですか。

まず酸素。化学記号でO、原子番号8番の物質。大気の2割を占めています。通常は酸素原子が2つくっついた分子O_2として存在します。

酸素は化学反応しやすい物質で、ちょっとしたきっかけで電子が欠けて不安定な活性酸素に変化してしまいます。この電子が欠けて不安定になり、安定するために他の物質の電子を奪うのが活性酸素です。

この電子を奪うことが「酸化」という現象で、電子を奪われた物質は酸化し、ダメージを負います。このことは鉄が酸化して錆びるのと同じ化学反応なので、それが体で起こっているとして「体がサビる」といった表現をすることもあります。

Q3▼▼活性酸素は酸素が少しかたちを変えただけなのに、なぜ健康上問題なのですか。何か病気の原因になっているのですか。

酸素が他の物質から電子を奪うということは、その物質が酸化されてしまうことです。酸化とはモノがサビたり、腐ったり、劣化することにつながります。

活性酸素は、皮膚表面では皮膚の細胞を傷つけシミやシワを作り、血管内では血管内壁を傷つけて動脈硬化の引き金になり、神経細胞を傷つけて壊してしまったりします。それが細胞内の遺伝子を傷つけるとがんの原因になるという大変困った性質を持っています。

Q４▼▼活性酸素には色々なものがあり、役にたつものもあるのではないですか。

活性酸素には色々な種類がありますが、代表的なのがスーパーオキシド、過酸化水素、一重項酸素、ヒドロキシルラジカルの４つです。

このうち最も大量に発生しているのがスーパーオキシドです。ただしこの活性酸素は、免疫細胞の好中球やマクロファージがウィルスなどを殺す時に使う殺菌剤であり、その点ではわれわれを病気から守る働きをしています。過酸化水素の発生や働きもほぼ同じです。

ただしこの殺菌剤は、ウィルスや細菌を殺すと同時に、周囲の細胞や組織を傷つけてしまう両刃の剣です。時にはダメージを広げてしまうのが問題なのです。

Q5▼▼活性酸素はどこで発生しているのですか。

活性酸素の最大の発生場所はミトコンドリア内部です。ミトコンドリアは、60兆個あるとされるわれわれの細胞の中に、1個につき数十個〜数万個入っています。60兆個の全てに数十〜数万ですから、その発生量はすさまじい数になります。全身で発生する活性酸素の9割は、ミトコンドリア内でエネルギー生産時に発生すると考えられています。

ミトコンドリアは生物が生きていくエネルギーを作っており、その際利用した酸素の数パーセントが、どうしても活性酸素になってしまうのです。

ほかには化学物質、例えば医薬品、食品添加物、農薬、放射線、タバコ、アルコール、電磁波などが発生させています。紫外線も含まれます。

Q6▼▼ヒドロキシルラジカルとはどのような活性酸素ですか。

　ヒドロキシルラジカルは最も酸化力が強く、有害な活性酸素です。発生時間は非常に短いのですが、周辺のものを手当たり次第に酸化し傷つけます。例えばたんぱく質、脂質、核酸（ＤＮＡ、ＲＮＡ）などは、酸化してしまうと体を作る材料としては不良品になってしまいます。

　ヒドロキシルラジカルの害が及ぶ最悪の問題は、細胞のがん化です。ヒドロキシルラジカルは細胞内の遺伝子を傷つけるため、正常な細胞分裂ができなくなって変異したのががん細胞です。

　またアルツハイマー病においても、脳神経でヒドロキシルラジカルが発生していることがわかっています。

Q7▼▼活性酸素は老化に関わっているのですか。

わかりやすい例でいうと、お肌のシワ、シミ、たるみなどの老化現象は、加齢だけが原因ではありません。紫外線によって発生する活性酸素、一重項酸素が原因になっています。

一重項酸素は皮膚の表面だけでなく、皮下のコラーゲンやエラスチンなどの組織を傷つけます。そのため皮膚は弾力を失い、シワやたるみになってしまいます。こうして再生力の低下した皮膚は、日焼けで発生したメラニン色素を回収することができず、シミになってしまうのです。

白髪や脱毛、薄毛も、紫外線によって発生する一重項酸素が関わっています。

また全身でいえば、活性酸素による酸化は全身の全ての細胞で発生しています。この酸化がもたらすダメージが蓄積し、細胞の再生がうまくいかなくなって衰えるのが老化です。

Q8 ▼▼ ヒドロキシルラジカルのような悪質な活性酸素を消去することはできますか。

ＳＯＤなどの抗酸化酵素、あるいは食べ物などから得られるビタミン、カロチノイド、ポリフェノール等の抗酸化物質が、その役目を担っています。ただ抗酸化酵素の減少する40代以降は、質的にも量的にも太刀打ちできません。

本書でご紹介した水素焼成サンゴ末は、ヒドロキシルラジカルを消去しうる貴重な元素です。しかもその抗酸化力は、体内で８時間以上にわたって継続することが確かめられています。

水素は、ダイレクトにヒドロキシルラジカルと結びつき、ただの水になって酸化力を除去します。

水素は極めて小さく、体のすみずみに到達して、あらゆる細胞に入ることができます。水溶性、かつ脂溶性、つまり水にも油にも溶けるので、脂質の細胞膜や水溶性の細胞質にも入り、ヒドロキシルラジカルなどの活性酸素を消去してくれます。

Q9▼▼腸で活性酸素が大量に発生しているのはなぜですか。

日本人の食事が欧米化し、腸には消化吸収の悪い、悪玉菌が優勢になるような食べ物が大量に入ってくるようになったためです。長く腸に留まって便秘になるような食べ物は腐敗し、活性酸素が発生しますし、悪玉菌の増加も活性酸素が増加する原因です。また食品添加物に含まれる化学物質、あるいは医薬品、アルコールなども活性酸素の発生を増加させます。

腸は複雑で膨大な仕事をする組織です。エネルギー消費量の多い組織ほど酸素を使うので、活性酸素もたくさん発生してしまいます。

Q10 ▼▼ 活性酸素はがんを発生させているのですか。

がんは、正常な細胞が、遺伝子の突然変異によってがん化することで始まります。この遺伝子に傷をつけて配列を狂わせるのが活性酸素だと考えられています。

細胞にはあらかじめ寿命があり、自然死するプログラムが備わっているのですが、そのプログラムを書き込んだ遺伝子が破壊され、自然死できない細胞が無限に増えていくのががんです。

Q11 ▼▼ 水素焼成サンゴ末とは何ですか。

水素焼成サンゴ末とは、天然の白珊瑚に水素分子を定着させたもので、定着させる方法は焼成という特殊な加工法です。サンゴという天然ミネラルが凝縮したものを利用して、水素を固形化したものと考えて頂ければいいでしょう。

Q12 ▼▼ 水素焼成サンゴ末は、他の水素サプリメントとどう違うのですか。

よく知られている水素水などは、水素を水に充填したものです。水素は常温では気体であり、ペットボトルやパウチパックで厳重に密閉してあっても、フタを開けた瞬間に水の表面から気化してなくなってしまいます。これでは水素の量や効果を確かめようがありません。

水素焼成サンゴ末は、サンゴに水素を定着させた固形物であり、人が飲み込んで体液にふれてはじめて水素が発生します。発生した水素は体が吸収するので、気化することなく、無駄になることはないのが特徴です。

Q13 ▼▼ なぜサンゴが使われているのですか。そんな石のようなものを飲み込んで大丈夫なのですか。

サンゴは昔からカルシウム剤として利用されてきた歴史があり、安全性において問題はありません。サンゴにはカルシウムだけでなく、鉄やマグネシウム、カリウム、亜鉛など、現代人に不足しているミネラルが豊富に含まれているので、大変有益な物質だと言えるでしょう。

またサンゴは、水素をたっぷり吸着する性質をもっているので、素材として最適の物質です。

Q14▼▼水素焼成サンゴ末は糖尿病に効果がありますか。

糖尿病は、その原因や発症、進行、合併症に至るまで、活性酸素の影響を受けています。この病気は、すい臓のB細胞からインスリンの分泌が低下して発症しますが、B細胞を傷害するのは活性酸素です。

また糖尿病の合併症の動脈硬化や神経障害、腎症、網膜症では、それぞれの組織を傷つけているのはやはり活性酸素です。

水素焼成サンゴ末は、体中至るところに届き活性酸素を消去するので、糖尿病にとってもとても有効だと言えるでしょう。

Q15 ▼ 水素焼成サンゴ末は、乾燥肌やシミ、シワなどに効果はありますか。

臨床試験に参加した方達の多くが、肌がしっとりした、潤いが出てきたと報告しています。水素は皮膚表面の活性酸素を除去するので、炎症を治め、細胞の再生の助けになると考えられます。試す価値はあると思われます。

Q16 ▼ 水素焼成サンゴ末は脱毛や薄毛、白髪などに効果はありますか。

水素焼成サンゴ末を飲用した方達から、髪の毛が生えてきた、白髪が少しずつ黒くなってきたという報告がありました。やはり活性酸素の除去によって毛根周辺の酸化が解消され、髪の毛が生えてきたと考えられます。白髪も同様で、毛根周辺の酸化が解消され、細胞が再生して黒くなってきたと考えられます。

Q17▼▼持病があって薬を飲んでいます。水素焼成サンゴ末を一緒に飲んでも大丈夫でしょうか。

副作用などの健康問題は報告されていません。ふだん薬を飲んでいる方も多いのですが、やはり健康問題は起きていないので問題ないと思われます。

ただ病気治療で医療機関の管理下にある方は、水素焼成サンゴ末について主治医に相談するといいでしょう。既に水素焼成サンゴ末を治療に使っている医療機関もあるので、まず問題はないでしょう。

おわりに

本当に効果のあるサプリメントを選ぶには

現在、多くの人がサプリメントを利用しています。サプリメントは、医薬品と食の中間にあって、健康の維持や向上のため重要な役割を果たす存在になっています。

しかし実際にどんなサプリメントを選んだらいいのかについて、明確な指針はありません。特に現代のように情報があふれ、モノが氾濫していると、選ぶ側は混乱するばかりです。

そこで医師の立場で、専門家としてわかること、助言できることを本書で示させて頂きました。

1、科学的根拠はあるか。

サプリメントを選ぶために重要なことは、次の通りです。

2、どんな試験が行われているか（ヒトに対する臨床試験が行われているか）。

3、評価の高い学術誌に論文が掲載されているか。

4、安全性は確かか。

これらのポイントが全てクリアされて初めて、そのサプリメントが信頼に足ると言えると思います。

現代人の健康の根幹である腸を汚し、多くの病気や老化の原因となっている活性酸素。その害を除去するサプリメントを選ぶ際、右のポイントをクリアできるものは少ないのが現状です。しかしおそらく水素は最も有力な物質であり、水素焼成サンゴ末はその力を最大限に発揮できるサプリメントだと思います。

水素は、活性酸素、特にヒドロキシルラジカルのような病気に直結する有毒な活性酸素をすみやかに除去できる最強の抗酸化物質です。ぜひ多くの人に水素の効用を知って頂き、健康の維持と老化防止のために活用して頂きたいと思います。

医学博士／クリニック真健庵院長　吉村尚美

参考文献

『腸内の悪玉活性酸素を退治すれば便秘・肌荒れはスッキリ解消！』　川村賢司監修　ナショナル出版
『病気にならない生き方』　新谷弘実・著　サンマーク出版
『腸が寿命を決める』　澤田幸男／神矢丈児・著　集英社新書
『見た目は腸が決める』　松生恒夫・著　光文社新書
『病に勝つからだをつくる　マイナス水素イオンの効力』　若山利文・著　日新報道
『難病を克服した奇跡の水は水素水だった！』　伊藤実喜・著　現代書林
『水素水とサビない身体』　太田成男・著　小学館
『腸内革命』　藤田紘一郎・著　海竜社
『脳はバカ、腸はかしこい』　藤田紘一郎・著　三五館

◉著者プロフィール

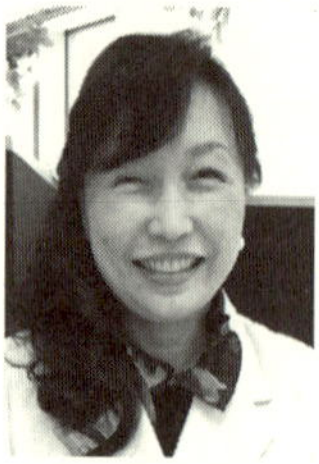

吉村 尚美(よしむら なおみ)

クリニック真健庵 院長

昭和57年、東京女子医科大学医学部卒業。

昭和63年、熊本大学医学部大学院卒業。医学博士号取得。放射線科専門医取得。

平成5年、産業医取得。

平成11年、健康スポーツ医取得。

平成18年、日本臨床抗老化医学会認定医取得。アロマコーディネーターライセンス取得。米国ISNF公式認定サプリメントアドバイザー取得。

平成 21年、キレーション点滴専門医取得。ビタミンミネラルアドバイザー取得。高濃度ビタミン C点滴療法専門医取得。アンチエイジング統合医療認定医取得。

平成 26年、東久邇宮国際文化褒賞授与(予防医学に貢献した等)。アーユルヴェーダハーブ専門医取得。「未来の子供たちへ」予防医学食育絵本執筆。

所属学会名

日本医学放射線学会会員、日本東洋医学会会員、日本統合健診医学会会員、日本消化器集団検診学会会員、東洋伝承医学研究会会員、日本統合医療会員、日本アーユルヴェーダ会員、内科医、放射線科専門医、サイマティックス研究会、産業医、健康スポーツ医、日本代替医療学会会員、アロマテラピー会、日本臨床抗医学会会員、高濃度ビタミンC点滴(マスターズ会員) 専門医、キレーション専門医、国際オーソモレキュラー学会員、健康医療医学会副理事、ALKOアンチエージング会理事、ゲノム学会員、NPO法人インターナショナルフィトセラピーアカデミー会長、一般社団法人健康医療医学会副理事。

食べる水素について問合せできる医療機関

クリニック真健庵
院長　吉村尚美先生
〒 108-0074　東京都港区高輪 4-18-10
TEL:03-6447-7818

タカラクリニック
院長　高良毅先生
〒 141-0022　東京都品川区東五反田 2-3-2　タイセイビル 9F
TEL:03-5793-3623

二木皮膚科
院長　二木昇平先生
〒 203-0003　東京都東久留米市金山町 2-19-8
TEL:042-473-2040

本牧こどもクリニック
院長　牛嶋裕美子先生
〒 231-0821　神奈川県横浜市中区本牧原 12-1
ベイタウン本牧 5番街 4F
TEL:045-264-9970

星子医院
理事長　星子勝先生
〒 832-0822　福岡県柳川市三橋町下百町 44
TEL:0944-72-0123

池田レディースクリニック
院長　池田史郎先生
〒 036-8084　青森県弘前市高田 5-7-7
TEL:0172-29-2055

本書を最後までお読みいただきまして
ありがとうございました。

本書の内容についてご質問などございましたら、
小社編集部までお気軽にご連絡ください。

ナショナル出版編集部
TEL:03-6821-8485
E-mail:info@national-pub.co.jp

病気がどんどんよくなる
「腸のお掃除」のやり方

発行日　2015年9月10日　初版
　　　　2015年10月23日　第2刷

定価　本体1200円＋税

著者　吉村尚美

発行所　ナショナル出版
〒160―0022
東京都新宿区新宿1―19―10
サンモールクレスト601
TEL　03・6821・8485
FAX　03・5363・0562

印刷・製本　ベクトル印刷株式会社

ISBN978-4-930703-75-0